Rédigé de façon très pratique, cet ouvrage est indispensable pour utiliser facilement les huiles essentielles, sans forcément avoir d'excellentes connaissances sur le sujet. À la façon d'un guide familial, il propose des solutions efficaces, rapides et sans danger pour 100 problèmes de la vie de tous les jours. (...) Idéal pour se soigner de façon simple et naturelle !

Direct soir

Du même auteur, aux éditions Leduc.s

Mes meilleures tisanes aromatiques, 2010.
Tout vient du ventre (ou presque !), 2010.
Les huiles essentielles, ça marche !, 2009.
Nous avons tous besoin de probiotiques et de prébiotiques, 2009.
Soigner ses enfants avec les huiles essentielles, 2009.
Mes recettes de cuisine aux huiles essentielles, 2009.
Les huiles essentielles à respirer, 2008.
Ma bible des huiles essentielles, 2008.
100 réflexes huiles essentielles au féminin, 2007.
Guide de poche d'aromathérapie, avec Isabelle Pacchioni, 2007.
100 massages aux huiles essentielles, 2007.
Mes 15 huiles essentielles, 2006.

Retrouvez nos prochaines parutions, les ouvrages du catalogue, des interviews d'auteurs et les événements à ne pas rater. Votre avis nous intéresse : dialoguez avec nos auteurs et nos éditeurs. Tout cela et plus encore sur Internet :

http://blog.editionsleduc.com

Ouvrage dirigé par Anne Dufour

© 2008 LEDUC.S Éditions
Septième impression (juillet 2010)
17, rue du Regard
75006 Paris – France
E-mail : info@editionsleduc.com
ISBN : 978-2-84899-236-5

DANIÈLE FESTY

100 RÉFLEXES AROMATHÉRAPIE

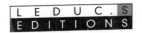

SOMMAIRE

L'aromathérapie, pour qui,
pour quoi, pourquoi ?......................................7

Les 20 huiles essentielles les plus utiles..........17

100 réflexes aromathérapie............................25

Les meilleures prestations
des huiles essentielles...................................135

Index alphabétique des huiles employées....145

L'AROMATHÉRAPIE, POUR QUI, POUR QUOI, POURQUOI ?

« Comme ça sent bon, dans cette roseraie ! » Lorsque vous vous extasiez sur l'odeur des roses, des oranges ou des épices, ce sont leurs huiles essentielles que vous acclamez. Mais ces effluves ensorcelants, dont certains marquent leur empreinte indélébile dans votre mémoire, sont également de remarquables outils de soins. Bienvenue dans l'univers de l'aromathérapie, capable d'apaiser vos douleurs, de guérir vos maux et de soulager vos troubles émotionnels.

Que sont les huiles essentielles ?

Encore appelées « essences », « essences aromatiques » ou « huiles volatiles », les huiles essentielles sont les fractions odorantes extraites des végétaux. On peut dire que ce sont des super-concentrés de plantes ! Par exemple, pour obtenir 10 gouttes d'huile essentielle d'origan, on a besoin de 300 grammes d'origan (plante).

Qu'est-ce que l'aromathérapie ?

L'aromathérapie est la médecine qui soigne à l'aide des huiles essentielles. C'est sans doute la façon la plus puissante de se traiter par les plantes. Dans cette optique, ce n'est pas vraiment une médecine douce, d'autant que certaines essences peuvent se révéler très dangereuses ! (Rassurez-vous, celles qui présentent un risque ont été écartées de cet ouvrage).

Peut-on utiliser l'aromathérapie avec d'autres types de médecines ?

Oui, mais elle est si puissante que dans de nombreux cas, elle se suffit à elle-même.

De quoi est composée une huile essentielle ?

D'alcools, d'éthers, de terpènes, d'aldéhydes, d'oxydes, d'esters, de coumarines, de cétones, de phénols… en fait d'une quantité impressionnante de composés biochimiques, parfois plus de 200 !

Quelle différence y a-t-il entre les huiles essentielles et les huiles végétales ?

Les huiles végétales, extraites de graines de fleurs ou de céréales « grasses » (olive, tournesol, germe de blé…), sont composées à 100 % de gras. **Les hui-**

les essentielles, malgré leur appellation, n'ont rien de « gras » ! C'est d'ailleurs pourquoi on mélange souvent les premières aux secondes. On ne masse pas directement avec une huile essentielle : on la dilue dans un support gras pour en faciliter l'emploi. Néanmoins, dans certains cas, on peut appliquer localement 1 ou 2 gouttes d'une essence pure, comme la lavande, l'hélichryse ou la gaulthérie.

Comment utilise-t-on les huiles essentielles ?

On les avale
Attention : sauf cas exceptionnel*, il ne faut jamais, jamais avaler des huiles essentielles pures. De plus, comme elles ne se dissolvent pas dans l'eau, mieux vaut éviter de les verser directement dans un verre d'eau ou une tisane. Il est impératif de les mélanger à un peu de miel, d'huile végétale ou de les déposer sur un comprimé neutre. On peut également les glisser dans un mets, pourquoi pas. Certaines s'y prêtent particulièrement, comme le basilic, la lavande ou la menthe.

Note : les diabétiques ou les personnes devant contrôler drastiquement leurs apports en sucre recourront de préférence à une petite quantité d'huile végétale plutôt qu'à du sucre ou du miel lorsque la posologie implique une prise fréquente. C'est le cas pour la sinusite, où il est question de 6 (petites) cuillères de miel comme support d'huiles es-

* 1 goutte de menthe ou 1 goutte de gingembre, par exemple.

sentielles par 24 heures. Mais habituellement, deux ou trois prises par jour suffisent : en absorbant vos essences en fin de repas, elles se transforment en un vrai mini-dessert, ce qui ne pose aucun problème.

On les respire
Voie express, l'inhalation sèche (sur un mouchoir) ou humide (dans un bol d'eau chaude) est aussi l'une des plus faciles à mettre en œuvre. On peut également tout simplement en verser quelques gouttes dans une soucoupe près d'une source de chaleur ou, mieux, dans un diffuseur d'atmosphère, afin d'assainir l'air ambiant (bureau, chambre...) ou de créer une atmosphère douce et odorante.

On les applique sur la peau
L'un des grands atouts des huiles essentielles est leur capacité à traverser la barrière cutanée pour rejoindre la circulation sanguine et, de là, l'organe « cible » à soigner. C'est pourquoi il ne faut pas être étonné de trouver des conseils de massage pour une affection qui semble bien éloignée du lieu d'application ! Sauf en cas de recommandation spécifique, et uniquement si la surface à traiter est de petite taille (coupure, bouton...), on n'applique pas d'huile essentielle pure sur la peau. Il faut d'abord la mélanger à une huile végétale, ou la poser sur une compresse imbibée d'eau, chaude ou fraîche selon les besoins.

On prend des bains
Bains de pieds, de mains, de siège, bains tout court : encore une excellente façon de profiter des huiles es-

sentielles, avec le moment de détente en prime. Ça compte quand on ne se sent pas bien ! Il faut toujours les mélanger à une base dite neutre (en pharmacie) avant de les jeter dans la baignoire... sinon elles resteront à la surface de l'eau où elles risquent de brûler la peau.

Et aussi
On les utilise en gélules, en suppositoires, en ovules, en sirops... Dans tous les cas, c'est votre pharmacien qui se chargera des préparations. Enfin, des gammes de cosmétiques en contiennent.

Quelles sont les précautions d'emploi ?

Elles sont peu nombreuses mais impératives, et dépendent de chaque huile essentielle. Toutes celles de ce livre sont utilisables sans risques, à condition de respecter le nombre de gouttes indiqué. 2 gouttes, c'est 2 gouttes. Pas 3. Si, si, ça change tout.

- **Les enfants et les bébés** : ils ont « leurs huiles essentielles » et « leurs posologies » bien à eux : ne les traitez pas avec celles préconisées pour les adultes. Les bébés allaités profitent des essences par le biais du lait maternel, **donc attention** (on soigne d'ailleurs généralement la maman plutôt que le bébé directement). On peut aussi leur prodiguer des massages légers, en choisissant avec précaution les huiles essentielles et les huiles végétales.
- **Les femmes enceintes** : en dehors des formules qui leur sont spécialement consacrées (« je suis en-

ceinte », « je vais accoucher »…), abstenez-vous de toute prise d'huile essentielle de votre propre chef. Demandez systématiquement conseil à une personne qui connaît VRAIMENT les huiles essentielles avant de vous lancer dans l'aventure.

Que peut-il se passer si on se trompe ?

Nous revoici aux mises en garde concernant les quantités : ne rajoutez pas « quelques gouttes » sous prétexte de vouloir guérir plus vite. Irritations, allergies, perturbations hormonales voire épilepsie… les conséquences peuvent aller de « bénignes » à « graves ». Mais ne sont consécutives qu'à une prise irraisonnée d'huiles essentielles. Il ne peut absolument rien vous arriver de grave si vous respectez les dosages préconisés dans ce livre.

En cas d'ingestion d'une grande quantité (par exemple 1/2 flacon) par erreur, contactez IMMÉDIATEMENT le centre antipoison de votre région et/ou le SAMU (15). N'attendez pas qu'il y ait des symptômes pour demander du secours. Ne buvez pas (ni eau, ni lait, ni huile !), ne vous faites pas vomir, attendez les instructions.

Où se procurer les meilleures huiles essentielles ?

En pharmacie ou en boutiques spécialisées. Seules les huiles essentielles de parfaite qualité sont recommandées, et elles ne sont hélas pas majoritaires…

Quand elles existent, préférez les huiles bio, adhérant à des chartes de qualité, ou faites confiance à votre commerçant : s'il est connaisseur, il vous vend de la bonne « marchandise ». S'il écoule simplement des huiles pour faire comme tout le monde, méfiance.

Le pharmacien peut vous montrer ses flacons d'origine (ceux qu'il utilise pour ses préparations, s'il en fait, bien entendu) ainsi que les bulletins de contrôle qu'il reçoit de ses fournisseurs.

C'est écrit dessus ?

- Label AB (Agriculture Biologique) + Qualité France ou Ecocert (organismes de contrôle)
- Ou HEBBD chémotypées ou HECT
- Nom français + nom latin + partie de la plante utilisée + nom du ou des constituants principaux
- 100 % naturelles, pures

Alors allez-y.

Peut-on acheter des huiles synthétiques ?

Non, il est indispensable d'utiliser uniquement des huiles naturelles, sinon vous n'obtiendrez aucun résultat thérapeutique, et en plus vous risquez de subir des effets toxiques (allergies, brûlures, etc.)

Les « fausses huiles », souvent utilisées comme parfums, sont fréquemment proposées sur les marchés ou dans certaines boutiques de souvenirs, de loisirs, ou même de cosmétiques. À tous les coups vous êtes face à une huile synthétique si on essaie de vous vendre de la pêche, de la violette, du lilas, du chèvrefeuille ou du muguet. Si vraiment vous appréciez leur odeur, c'est vous qui voyez, mais ne les utilisez surtout pas dans le but de vous soigner.

Pourquoi les noms des huiles sont-ils si précis ?

Parce que l'aromathérapie est extrêmement précise. Prenons l'exemple de la sauge. Les livres et autres documents où il est question de « gouttes de sauge » sont imprécis voire dangereux. On ne donne pas « de la sauge » mais « **cette** variété de sauge pour **ce** cas ». Il n'est pas question d'en prendre « un peu » ni « autant de fois que l'on veut dans la journée » : on en absorbe tant de gouttes, mélangées à tant de support (huile, miel…) et tant de fois par jour.

Comment se fait-il qu'elles soient efficaces sur plusieurs problèmes différents ?

Parce qu'elles sont constituées de très nombreuses substances (c'est d'ailleurs ce qui les différencie d'un médicament « classique » qui se résume souvent à une molécule, traitant un problème).
Le composé principal des essences présente telle propriété, mais certaines substances secondaires (ou pas secondaires du tout) en ont d'autres.

Quelle est leur durée de conservation ?

Elle varie selon l'huile essentielle, mais surtout en fonction de la façon dont elle a été stockée, au magasin comme chez vous. N'achetez jamais de produit exposé en pleine lumière ou directement au soleil. Protégez vos flacons et ne préparez qu'une faible quantité de mélange à chaque fois. L'idéal est de conserver vos flacons dans un placard. Globalement, la date limite, légale, est d'environ 5 ans. Certaines huiles restent parfaitement efficaces bien au-delà, d'autres non : au fil du temps, elles peuvent devenir irritantes. Elles doivent être délivrées et conservées dans un flacon coloré. Par contre, un mélange d'huiles essentielles dans une huile végétale ne se conservera qu'un an environ : l'huile végétale rancit vite.

Les huiles essentielles sont-elles antibiotiques ?

Oui, pour la plupart d'entre elles. Mais il faudrait plutôt dire « antiseptiques » car contrairement aux antibiotiques (= contre la vie), elles exterminent le microbe mais pas notre flore bénéfique, protectrice. Les huiles essentielles « antibiotiques » ont d'ailleurs été utilisées en tout premier lieu pour cette propriété. C'est pour cette raison que les plats traditionnels des pays chauds sont très épicés : les huiles essentielles des épices freinent le développement microbien dans l'aliment. Les plus antibiotiques/antiseptiques sont celles d'origan, de cannelle, de thym, de sarriette et de girofle.

Peuvent-elles soigner les animaux ?

Oui mais… Attention : certaines huiles essentielles peuvent être très toxiques pour nos amis à poils ou à plumes si elles sont avalées. Ainsi, quelques gouttes de sauge peuvent tuer un chien. Mais pour tous les troubles externes (peau, poils), les essences peuvent soulager les animaux de façon remarquable.

Peut-on utiliser plusieurs formules en même temps ?

Non, mieux vaut alterner les traitements, avec des pauses de 10 jours entre chaque.

> ### On se comprend…
> Pour chaque trouble, nous vous proposons au moins une huile essentielle après la petite flèche « ➔ ».
> Afin de ne pas alourdir le texte, nous avons systématiquement écrit « une goutte de menthe ou de citron » plutôt qu'« une goutte d'huile essentielle de menthe ou de citron ».
> Les huiles essentielles sont en gras ; les huiles végétales, non.

LES 20 HUILES ESSENTIELLES LES PLUS UTILES

Chaque huile essentielle possède ses propriétés spécifiques. Ne la « remplacez » pas par une autre. La lavande vraie, ce n'est pas la lavande aspic. Pas du tout ! Avec la « bonne » huile essentielle, vous êtes assuré d'un résultat, qui peut varier de « très bon » à « spectaculaire » selon le trouble à traiter.

ARBRE À THÉ (TEA TREE)
100 % efficace contre…
- Affections bactériennes et virales
- Parasites et champignons (mycoses)… toutes, quelles que soient leur forme et leur localisation.

CAMOMILLE ROMAINE
100 % efficace contre…
- Troubles nerveux (agitation, anxiété, stress extrême)
- Démangeaisons (toutes origines, toutes localisations)
- Allergies (cutanées et respiratoires)
- Douleurs (migraines, dents)
- Parasites intestinaux

CITRONNELLE
100 % efficace contre…
- Moustiques (prévention et soin des piqûres)

ESTRAGON
100 % efficace contre…
- Allergies respiratoires
- Problèmes digestifs (hoquet) et gynécologiques
- Douleurs rhumatologiques
- Troubles nerveux

EUCALYPTUS RADIÉ
100 % efficace contre…
- Épidémies virales
- Grippe
- Rhinopharyngite
- Bronchite
- Sinusite

GAULTHÉRIE (COUCHÉE)
100 % efficace contre…
- Douleurs inflammatoires, musculaires, articulaires

GINGEMBRE
100 % efficace contre…
- Nausées, mal des transports
- Fatigue
- Impuissance
- Constipation

GIROFLE
100 % efficace contre…
- Douleurs dentaires (anesthésiant)
- Infections (antiseptique et antibactérien buccal, intestinal, urinaire, respiratoire)

HÉLICHRYSE
100 % efficace contre…
- Bleus, chocs
- Troubles de la circulation sanguine
- Douleurs inflammatoires
- Cholestérol

LAURIER NOBLE
100 % efficace contre…
- Virus, bactéries, champignons
- Grippe
- Douleurs
- Problèmes de peau et de bouche
- Rhumatismes
- Manque de confiance en soi

LAVANDE ASPIC
100 % efficace contre…
- Brûlures, même sévères
- Morsures d'animaux venimeux (serpents)

- Piqûres d'animaux (guêpes, méduses, scorpions)

LAVANDE VRAIE
100 % efficace contre...
- Troubles d'origine nerveuse (insomnie, nervosité, migraine, vertiges…)
- Affections de la peau (plaie, ulcère, brûlure, irritation…)
- Douleurs musculaires (crampes, contractures…)
- Problèmes cardiaques (palpitations, hypertension, troubles du rythme…)
- Mauvaise circulation (œdème, phlébite, artérite…)

LENTISQUE PISTACHIER
100 % efficace contre...
- Congestions (veineuse, lymphatique, prostatique)
- Varices, varicosités, hémorroïdes
- Jambes lourdes
- Bourdonnements d'oreille

MARJOLAINE
100 % efficace contre...
- Maladies d'origine nerveuse : « blocages », angoisses, douleurs au plexus, troubles digestifs, sécheresse des muqueuses et des yeux, palpitations…

MENTHE POIVRÉE
100 % efficace contre...
- Chocs

- Douleurs vives
- Troubles digestifs
- Mauvaise haleine

ORIGAN COMPACT
100 % efficace contre...
- Infections bactériennes, virales, parasitaires
- Affections des voies respiratoires, urinaires et digestives
- Immunité faible
- Maladies tropicales

PALMAROSA
100 % efficace contre...
- Odeurs de transpiration (1 goutte sous chaque aisselle remplace haut la main n'importe quel déodorant)
- Problèmes de peau (acné, eczéma, mycoses)

RAVINTSARA
100 % efficace contre...
- Épidémies ORL (angine, grippe, grippe aviaire...)
- Immunité faible
- Fatigue nerveuse et psychique

Attention ! Ne confondez pas avec Ravensare, qui n'a pas du tout les mêmes propriétés !

THYM À THUJANOL
100 % efficace contre...
- Maladies virales « difficiles » à soigner
- Infections, de la plus petite enfance à l'âge adulte

- Angine (2 jours pour s'en débarrasser !)
- Troubles du foie (tous types)

YLANG-YLANG
100 % efficace contre…
- Fatigue sexuelle, physique, nerveuse, mentale…
- Douleurs profondes, lancinantes
- Battements cardiaques irréguliers
- Chute de cheveux

Huile végétale : laquelle choisir comme support d'huiles essentielles pour massage ?

Sauf exception, vous le savez désormais, il ne faut pas employer d'huile essentielle pure sur la peau. En choisissant avec discernement l'huile végétale qui lui servira de support, on peut renforcer encore son efficacité.

Huile végétale : laquelle choisir ?

HUILE VÉGÉTALE	CÔTÉ PRATIQUE	PROPRIÉTÉS
Amande douce	Très fluide. Convient à tous, surtout aux bébés.	Adoucissante, calmante, assouplissante. Dès qu'il y a brûlure, démangeaison, ou peau fragile, pensez à elle.
Argan	Très fine, facilement absorbée par la peau.	Réparatrice et régénératrice, elle prévient le vieillissement de la peau (pollution, soleil...). C'est surtout une huile de beauté.
Arnica	L'huile reine du massage.	À choisir sans hésiter lorsqu'il y a un choc, un bleu, une contracture musculaire.
Avocat	Particulièrement nourrissante.	Antivergetures
Bourrache, Onagre	À réserver aux « petites surfaces ». Disponibles en flacon, ou sous forme de petites capsules (qui peuvent aussi s'avaler), qu'il suffit de percer et de vider pour les appliquer. Couleur jaune d'or pour la première, jaune claire pour la seconde. Chères mais très ciblées.	Recommandées aux femmes qui ont des soucis hormonaux, ou après 40 ans (rides).
Calendula	À préférer dès que la peau ou les muqueuses sont irritées ou enflammées.	Apaisante, nourrissante et anti-inflammatoire
Calophylle	Huile assez colorée (jaune voire verte), souvent conseillée par les aromathérapeutes.	Grande amie de la circulation du sang (si jambes lourdes, couperose, vergetures...). Propriétés anti-inflammatoires remarquables : pour les massages en cas de douleurs articulaires, musculaires...

HUILE VÉGÉTALE	CÔTÉ PRATIQUE	PROPRIÉTÉS
Germe de blé	Peu pratique en externe car épaisse et très colorée, mais extrêmement nourrissante. Précautions indispensables pour la conservation en raison de sa fragilité.	Un concentré de minéraux et de vitamines (surtout la E), remarquable pour la peau.
Jojoba	Très liquide et peu fragile, deux atouts importants !	Antiacné, anti-âge cutané.
Macadamia	Très fluide et extrêmement pénétrante. Ne laisse aucune sensation de gras après application et se conserve bien.	Particulièrement adaptée aux troubles circulatoires et lymphatiques. Idéale pour les massages courts (non prolongés).
Millepertuis	Attention ! Photosensibilisante. Ne pas appliquer avant une exposition solaire (toujours après).	Calme les brûlures (coup de soleil compris) et régénère la peau.
Noisette	Très jaune et un peu épaisse, mais plus fluide que l'amande douce. À avaler ou en massage.	« Neutre » mais polyvalente.
Olive	Pourquoi pas, si vous n'avez pas peur de sentir la sauce salade…	Protectrice et régénératrice pour la peau, les mains, les ongles.
Rose musquée	Huile rare et chère, mais remarquable et irremplaçable.	Atténue les cicatrices, calme les brûlures. À tester sur les taches de la peau.

Dans la plupart des cas, il est préférable de conserver son huile végétale dans un flacon de verre coloré, et au réfrigérateur.

100 RÉFLEXES AROMATHÉRAPIE

 1 Accouchement

Vous attendez certainement ce moment avec impatience et, peut-être, un peu d'appréhension. Normalement, tout va très bien se passer ! Les contractions de l'utérus ont commencé. Le mélange que nous vous proposons permet de vous relaxer, de vous soulager tout en évitant de faire traîner en longueur les phases de contractions.

- ➔ **Pour préparer l'accouchement** : versez 1 goutte d'huile essentielle de *sauge sclarée* sur un sucre, et absorbez deux fois par jour dans les tout derniers jours de la grossesse, surtout pas avant !
- ➔ **Pour le jour J** : quelques jours avant la date prévue pour l'accouchement, préparez un pe-

tit flacon dans lequel vous mélangez 10 gouttes de *sauge sclarée*, 10 gouttes de *palmarosa*, 6 gouttes de *géranium* et 8 cuillères à café d'huile d'amande douce. Pendant l'accouchement, demandez à votre partenaire (ou éventuellement à la sage-femme) un massage appuyé dans le bas du dos, mais aussi en tout autre endroit douloureux (chaque femme est différente). Ce peut être le ventre, mais réclamez alors la plus grande douceur.

Bons réflexes

- Rien ne vous empêche d'employer les essences pour faciliter votre accouchement. Si votre partenaire est présent, il sera ravi de pouvoir faire quelque chose pour vous aider, de participer à sa façon.
- Tout ce qui peut soulager vos douleurs, toute position « confortable », tout moment de douceur seront les bienvenus.
- Ne remplacez pas les huiles essentielles conseillées par d'autres : celles-ci sont totalement inoffensives pour le bébé à cette phase de la grossesse.

2. Acné

Un bouton ou une mercerie complète ? Dans tous les cas, les huiles essentielles trouvent ici une indication royale. Normal puisqu'elles régulent les hormones, sont antiseptiques, cicatrisantes et apaisantes, quatre fronts sur lesquels il est nécessaire de lutter pour faire disparaître les intrus.

→ Appliquez directement 1 à 2 gouttes de ***lavande vraie***, pure, sur les boutons jusqu'à disparition.
→ En cas de problème étendu, important et récurrent, préparez le mélange suivant : 1 goutte de ***tea tree***, 1 goutte de ***lavande aspic***, 1 goutte de ***lavande vraie***, 5 gouttes d'huile végétale de rose musquée ou de jojoba. Appliquez sur les zones concernées (avec des doigts propres !) après la toilette du visage matin et soir.

BONS RÉFLEXES

- Observez une hygiène irréprochable, mais douce. Savon doux, lotion ou gel démaquillants, gel moussant ou pain dermatologique, peu importe du moment qu'ils sont non comédogènes, donc formulés pour les peaux grasses dites « à problèmes ».
- Protégez-vous du soleil.
- Pour les garçons, le rasage sera le moins fréquent possible. S'il est mécanique, utilisez une mousse à raser contenant un antiseptique.

3 Allaitement

Vous avez choisi d'allaiter votre bébé, et vous avez raison : il n'y a rien de mieux pour lui comme pour vous. Mais parfois quelques petits soucis viennent ternir ce moment naturel et fort de la vie d'une maman.

→ **Vous n'avez pas assez de lait** : prenez 2 gouttes de *fenouil* sur 1/4 de morceau de sucre, matin et soir, tout le temps de l'allaitement.

→ **Vous souhaitez arrêter d'allaiter** : faites préparer par votre pharmacien 30 gélules de *menthe poivrée* à 50 mg. Avalez 3 à 4 gélules par jour durant 3 à 4 jours, jusqu'à tarissement.

BONS RÉFLEXES

- Préparez votre allaitement avant l'accouchement, renseignez-vous, etc. C'est aussi bien pour le bébé (santé) que pour la maman (perte de poids plus rapide).
- Aidez-vous des aliments :
  - la bière sans alcool et le fenouil augmentent la production de lait,
  - le persil la stoppe.
- Ne prenez pas n'importe quoi pour soulager vos troubles et prévenez tout médecin consulté que vous allaitez. De nombreuses substances (médicaments, huiles essentielles, toxiques divers) passent dans le lait maternel.

Allergie sur la peau

4   Allergie sur la peau

Plaques rouges, démangeaisons, parfois accompagnées de gonflements, les manifestations allergiques cutanées trahissent souvent un contact malvenu entre votre peau et un métal, un bijou, une lessive, un adoucissant, un vêtement…

→ Mélangez 3 gouttes de *camomille* à 15 gouttes d'huile végétale de germe de blé et appliquez directement sur les zones concernées 3 fois par jour jusqu'à amélioration nette.

Bons réflexes

- Cherchez l'origine du problème, il y en a forcément une. Ce peut aussi être une allergie alimentaire qui se manifeste par la voie cutanée.
- Sauf cas exceptionnel, évitez les médicaments « antiallergie », y compris sous forme de crème.
- L'homéopathie obtient des résultats époustouflants dans ce domaine.

5   Angine

Angine vient de « angere » : étrangler. En effet, à cause d'elle, tout devient difficile à avaler : aliments, air, liquide et même… mauvaises nouvelles. « Rouge » ou « blanche » (points blancs), elle se soigne généralement parfaitement bien sans antibiotiques.

→ Versez dans un verre d'eau chaude 1 goutte de ***thym à thujanol*** et 1 goutte de ***niaouli*** (ou 2 gouttes de ***lavande*** si vous n'avez que cela), ajoutez une pincée de sel. Faites des bains de gorge (gargarismes). Crachez. Renouvelez 4 à 6 fois par jour, pendant 2 à 3 jours.

Et

→ Déposez 2 gouttes d'***origan*** sur un quart de sucre, absorbez 3 fois par jour, pendant 3 jours.

BONS RÉFLEXES

- Appliquez localement des compresses chaudes pour soulager la douleur.
- Buvez beaucoup d'eau et de soupe : c'est ce qui « passera » le mieux.
- Ne vous précipitez pas sur les antibiotiques, inutiles sauf cas très rares.
- Ne bloquez pas la fièvre, efficace pour tuer les microbes. Mais elle doit rester dans des limites « raisonnables », surtout chez les enfants.

6 Aphte

Ces petites plaies à vif sans danger disparaissent normalement d'elles-mêmes en une bonne poignée de jours. Mais leur morsure est si agaçante et parfois si cruelle qu'on préfère, de loin, s'en débarrasser sur-le-champ.

→ Appliquez 3 fois par jour 1 goutte de *laurier* pur, directement sur l'aphte. Continuez jusqu'à la disparition complète (2 à 3 jours maximum).

> **BONS RÉFLEXES**
>
> ◆ Faites des bains de bouche à l'eau bicarbonatée : 1/2 cuillère à café de bicarbonate de soude dans 1/4 de verre d'eau.
> ◆ Évitez le gruyère, les fruits secs ou oléagineux (noix, noisettes…), les épices.
> ◆ Si les aphtes reviennent souvent, renforcez votre immunité en traitant votre intestin (probiotiques).

 Arthrite

Si vous avez des douleurs dans les articulations des doigts, c'est parce qu'elles souffrent d'inflammations. Vous pouvez être jeune (surtout sportif) ou moins jeune.

→ Mélangez 2 gouttes d'*eucalyptus citronné* et 2 gouttes de *lavandin* dans une cuillère de miel. Avalez 3 fois par jour jusqu'à cessation des douleurs.

> **BONS RÉFLEXES**
>
> ◆ Consommez des acides gras oméga 3, dans votre assiette (poissons gras, huile de colza, de noix) et/ou en capsules.
> ◆ Attention aux produits laitiers (lait, yaourt et fromage), viandes, graisses, tomates, œufs, qui acidifient les tissus, aggravant les douleurs. Privilégiez les légumes, légumineuses et fruits.

8 Arthrose

Vous êtes un senior. Vous souffrez du dos, des genoux, des doigts et/ou des orteils. Vous avez l'impression d'être perclus de rhumatismes.

→ Mélangez 10 gouttes de *genévrier* à 1 cuillère à soupe de base pour bain et versez dans l'eau du bain. Prenez 2 bains chauds (eau à 38°C) par semaine, dans lesquels vous resterez plongé pendant 20 minutes au moins. Ne vous rincez pas en sortant, enveloppez-vous dans un peignoir bien chaud, et reposez-vous sous une couette bien douillette ! Recommencez autant de temps que nécessaire, même plusieurs mois.

> **BONS RÉFLEXES**
>
> ◆ En dehors des crises douloureuses, conservez une activité physique : c'est le meilleur moyen pour produire du cartilage « neuf ».
> ◆ Essayez de sortir (ou mieux ne pas entrer) dans la spirale des médicaments « habituels » (aspirine, corticoïdes, anti-inflammatoires) car :
>   – ils ne sont pas toujours efficaces ;
>   – ils contribuent à la destruction du cartilage restant, donc aggravent votre cas ;
>   – leurs effets secondaires sont célèbres et peu sympathiques (douleurs ou ulcères à l'estomac).
> ◆ La chaleur soulage. Genouillères, bouillotte, ceintures et sous-vêtements « chaleur douce » (en pharmacie)… ou sèche-cheveux bienvenus !

9 Asthme

Il est nécessaire de stabiliser votre asthme d'une manière ou d'une autre. Les huiles essentielles proposées sont à appliquer en externe pendant la crise, surtout pas à inhaler. Elles ne remplacent pas votre spray pour mieux respirer, mais ce dernier ne traite pas l'asthme. L'idée est d'en avoir besoin le moins possible ; les essences vous y aideront.

→ Mélangez 3 gouttes d'*estragon*, 3 gouttes de **khella (*ammi visnaga*)** et 6 gouttes d'huile végétale de macadamia. Massez le plexus solaire et le haut du dos pendant la crise. Renouvelez tous les quarts d'heure jusqu'à cessation de la crise.

> BONS RÉFLEXES
>
> ♦ Ne fumez pas, ne respirez pas la fumée des autres.
> ♦ Stoppez sans attendre toute infection respiratoire (à l'aide des huiles essentielles, c'est facile !).
> ♦ Détendez-vous.
> ♦ Évitez les responsables d'allergie : acariens, moisissures, poils d'animaux, pollens, certains aliments, parfums, désodorisants pour les toilettes ou les voitures, peintures…
> ♦ Pratiquez un sport régulièrement.

10 Ballonnements

Dans la majorité des cas, les gaz sont dus à des aliments indigestes. Ce sont souvent des sucres (lents ou rapides) qui les produisent en fermentant, mais les protéines peuvent aussi être en cause.

→ Versez 1 goutte de *basilic* sur un comprimé neutre (en pharmacie), que vous sucerez après chaque repas, pendant 8 à 10 jours.

BONS RÉFLEXES

- ◆ Laissez cuire suffisamment tous les produits à base de céréales (pâtes, gâteaux, pain, crêpes, riz…) et de légumineuses.
- ◆ Jetez la première eau de cuisson ou celle de trempage des légumes secs (haricots notamment), des choux, des oignons, des châtaignes.
- ◆ Mâchez (pas du chewing-gum !) suffisamment avant d'avaler.
- ◆ Calmez-vous : le stress empêche de bien digérer. Bannissez le trio infernal : manger vite, dans le stress, debout.
- ◆ Évitez les faux sucres ainsi que les aliments peu digestes, notamment les plats industriels, gras et sucrés.

11 Blessure

Dès que la peau est entamée, il y a un risque de pénétration des bactéries et donc, d'infection. Toutes les huiles essentielles sont antiseptiques, mais certaines d'entre elles le sont davantage, et se révèlent en outre cicatrisantes et apaisantes, voire réduisent le temps de saignement.

→ Appliquez quelques gouttes de *tea tree* pur sur la plaie. Recommencez plusieurs fois dans la journée.

➔ Si vous saignez beaucoup, mélangez plutôt 1 goutte de *tea tree* et 1 de *ciste*. Appliquez sur la plaie 2 à 3 fois dans la journée.

> **BONS RÉFLEXES**
>
> ◆ Une blessure ? Nettoyez le plus vite possible à l'eau et au savon.
> ◆ Stoppez l'hémorragie.
> ◆ Gardez toujours un flacon de *tea tree* à portée de main, surtout en cas d'activité à risque (jardinage, par exemple).
> ◆ Consultez si la plaie est vraiment profonde ou causée par un objet très sale (outil mécanique rouillé…).
> ◆ Ne superposez pas les produits antiseptiques ni les crèmes. Huile essentielle, point final.

12 Bleu

Les bleus sont des poches de sang. Ils se résorbent normalement seuls, mais il est préférable d'accélérer le processus, pas seulement sur un plan esthétique. Les enfants sont de grands spécialistes, surtout lorsqu'ils commencent à marcher ! Ils se cognent, tombent, se lancent dans des expériences douteuses… c'est le métier qui rentre.

➔ Appliquez 1 ou 2 gouttes d'*hélichryse* pure sur le bleu (ou la zone choquée, pas encore bleue !),

5 fois par jour pendant deux jours. Doucement, ne rajoutez pas de la douleur ! L'huile essentielle va pénétrer toute seule.

> **BONS RÉFLEXES**
>
> ♦ « Refroidissez » le bleu à l'aide d'un glaçon emballé dans un gant de toilette ou une serviette (ne le posez pas directement sur la peau).
> ♦ Pensez aux granules d'*Arnica*, un grand classique en homéopathie.

13 Bouffées de chaleur (ménopause)

Décidément, la vie hormonale des femmes n'est pas de tout repos : puberté, règles, grossesse, allaitement, ménopause : tout est prétexte à de grands chamboulements internes. La ménopause est l'un d'entre eux ; souvenez-vous toujours qu'il ne s'agit pas d'une maladie ! Mais nul ne vous force à subir ses conséquences, bouffées de chaleur notamment.

→ Versez 2 gouttes de *sauge sclarée* dans une cuillère de miel, et absorbez 2 fois par jour pendant une vingtaine de jours de suite, puis par cures de 10 jours, renouvelables selon les besoins.

BONS RÉFLEXES

- Perdez du poids si besoin.
- Pratiquez un exercice physique.
- Adoptez le régime méditerranéen. Huiles d'olive et de colza, beaucoup de végétaux (fruits, légumes, légumineuses), peu de protéines animales (limitez la viande et les produits laitiers).
- Maintenez vos apports en calcium alimentaire grâce aux eaux riches en calcium (Talians, Hépar, Contrex, Courmayeur). Et vive les fruits, les légumes et les amandes, qui apportent de multiples substances protectrices en plus du calcium.
- Les produits dérivés du soja (lait de soja, tofu…), les légumes secs et les céréales complètes sont recommandés.
- Pensez aux poissons gras – sardines, maquereaux, anguilles…–, bénéfiques sur tous les plans (hormonal, cardio-vasculaire, nerveux…).
- Ne fumez pas.
- Détendez-vous. Tout va bien.
- Ayez à l'œil les facteurs déclenchant ou aggravant vos bouffées de chaleur – épices, maison surchauffée, douche bouillante, alcool et aliments renfermant de la caféine (café, thé, cacao, cola), voyage dans les pays chauds et humides.

14   Bourdonnements d'oreille

Peu de choses sont aussi pénibles, désagréables, énervantes que les bourdonnements d'oreille. D'om viennent-ils ? Peut-être subissez-vous des soins dentaires, ou avez-vous récemment voyagé en avion ?

→ Imbibez un coton avec 1 goutte de *petit grain bigaradier*, 1 goutte de *niaouli* et quelques gouttes d'eau tiède, puis insérez doucement dans le pavillon de l'oreille. Renouvelez 2 fois par jour durant 10 à 20 jours.

BONS RÉFLEXES

- Faites une cure de ginkgo biloba et d'olivier, sous forme d'EPS (extraits phyto-standardisés), par exemple (en pharmacie).
- Consultez en cas d'incident ou de traumatisme de l'oreille (douleur depuis un voyage en avion, après une plongée sous-marine…).
- Protégez vos tympans du bruit intense (concert, machines) et/ou prolongé (aéroport à proximité…) : éloignez-vous, portez des bouchons de cire, enfin faites quelque chose.

---

15   Brûlure

Votre peau a « pris feu », il faut appeler les pompiers. Un : de l'eau bien fraîche pendant 10 minutes sur la zone brûlée afin d'éviter sa propagation. Deux : de l'huile essentielle pour cicatriser et calmer la douleur.

→ Vite ! Appliquez quelques gouttes de *lavande aspic* pure sur la brûlure si elle est de petite taille. Si la zone brûlée est plus étendue, optez pour un mélange de quelques gouttes de *lavande aspic* à de l'huile végétale (si possible de l'huile de millepertuis). Renouvelez l'application 2 ou 3 fois par jour pendant 4 jours, puis matin et soir pendant 2 à 3 jours.

Bons réflexes

- Restez calme. Même très douloureuse, une brûlure est sans gravité dans 95 % des cas.
- Pensez « eau » et « froid », surtout pas « corps gras ».
- Après application de la *lavande*, recouvrez la brûlure d'une gaze non serrée.
- Consultez si la brûlure concerne un bébé ou un jeune enfant, si elle est étendue ou si elle a touché le visage ou les mains. Même chose en cas de brûlure chimique ou d'absence de douleur (les nerfs sont peut-être morts, la brûlure est profonde).

16 Brûlures d'estomac

L'acidité de l'estomac est nécessaire à la digestion, mais quand elle sort de ses prérogatives et de sa zone géographique, ça fait mal. Crampes, spasmes, brûlures, dyspepsie, digestions interminables…

→ Absorbez 2 gouttes de *basilic* dans une cuillère de miel 2 à 3 fois par jour pendant 10 jours.

Bons réflexes

- Appliquez les conseils « mal au ventre nerveux » p. 88.
- Buvez de l'eau de Vichy pendant les repas. Sinon, aucune boisson gazeuse.
- Calmez-vous sur les épices, l'alcool, le café, les tomates, les fruits à pépins et à peau (sauf si vous ôtez les pépins et la peau !).
- Gardez toujours la tête plus haute que l'estomac (évitez de vous allonger à plat après le repas).

17 Calculs biliaires

Lorsque ces sortes de petits cailloux s'installent dans la vésicule biliaire et bouchent les canaux la reliant au tube digestif, ça fait mal, et ça mène tout droit aux crises de colique hépatique.

→ Versez 2 gouttes de *genévrier* sur une cuillère de miel, et avalez 3 fois par jour pendant 20 jours.

> **BONS RÉFLEXES**
>
> ♦ Perdez du poids si besoin. DOUCEMENT.
> ♦ Luttez contre le cholestérol, c'est lui qui se transforme en « cailloux ».
> ♦ Buvez beaucoup d'eau.
> ♦ Mangez moins, et moins à la fois.

18 Cauchemars

Les nuits peuvent être peuplées de monstres et autres créatures angoissantes. Résultat : un sommeil perturbé pour toute la famille, et les plus grandes difficultés à orienter l'enfant vers son lit, le soir venu.

→ Mélangez 4 gouttes de *pin larichio* ou *pin de Patagonie* à 3 gouttes d'huile végétale de macadamia. Appliquez 3 à 4 gouttes sur le plexus solaire, la voûte plantaire, la face interne des poignets et le long de la colonne vertébrale. Le massage doit être un peu prolongé. Renouvelez plusieurs soirs de suite.

Et

→ En complément, remplissez un petit vaporisateur d'eau (15 à 20 cl), ajoutez-y 1 goutte de *lavande* et 1 goutte de *camomille*. Vaporisezen un petit peu chaque soir sur l'oreiller. Rien ne vous empêche de renouveler pendant un long temps… pour le plaisir.

Bons réflexes

- Les cauchemars sont « normaux », à condition qu'ils ne deviennent pas systématiques. Une tension dans la vie des enfants se manifeste souvent par ce biais, il faut y remédier (problèmes entre les parents ou à l'école, mobilier ou chambre non confortable, etc.).
- Instaurez un rituel avant le coucher : câlins, histoire, verre d'eau sur la table de nuit, etc. Chaque nuit est une séparation !
- Les véritables terreurs nocturnes inquiètent les parents plus durablement que les enfants… qui oublient tout à leur réveil. Alors que les cauchemars, eux, peuvent perturber le sommeil pendant plusieurs nuits car l'enfant s'en souvient très bien.
- Rassurez l'enfant, sans forcément aller jusqu'à massacrer les « monstres ». Si vous prenez les créatures qui peuplent ses rêves trop au sérieux, il aura du mal à croire à leur innocuité.
- N'insistez pas pour connaître le contenu d'un rêve.
- Des tisanes de ballote, coquelicot ou escholtzia sont merveilleuses pour apaiser les troubles du sommeil chez l'enfant. La dernière plante est particulièrement « anticauchemar ».

19 Cellulite

Inutile de vous expliquer la traîtrise de cette graisse disgracieuse : la cellulite s'installe nettement plus facilement qu'elle ne se déloge. Mais avec les huiles essentielles, quelques bonnes résolutions et de la constance, vous devriez obtenir gain de cause.

➔ Mélangez 5 gouttes de *cyprès*, 5 gouttes de *cèdre* et 5 gouttes de *genévrier* dans 10 ml d'huile végétale, de préférence de macadamia. Appliquez chaque matin avant la douche sur les zones concernées les 2 dernières semaines du cycle menstruel (rappel : le 1er jour du cycle correspond au 1er jour des règles). Renouvelez tous les mois.

Attention !

N'utilisez pas ce mélange si vous êtes enceinte ! Ces huiles essentielles ne sont pas anodines.

Bons réflexes

◆ Cernez l'ennemi. La cellulite résulte de la conjonction de trois facteurs : de la **graisse** + de **l'eau** coincées dans un **réseau de fibres** qui entoure les cellules graisseuses. Il faut donc lutter contre le stockage de graisse, la rétention d'eau et la fibrose (grâce à l'action mécanique du massage). C'est le but de nos 3 huiles essentielles.

- Pratiquez un sport de façon soutenue : c'est la seule façon d'éviter que la cellulite s'installe si vous avez un « terrain » (mère/grand-mère), et il est illusoire d'espérer s'en débarrasser sans remuer un minimum. La cellulite préfère les corps peu musclés. Le sport royal : l'aquagym (à un rythme vif), le jogging aquatique.
- Limitez les aliments sucrés, les viandes grasses, les produits laitiers.
- Buvez beaucoup d'eau pour bien drainer.
- Mangez suffisamment de protéines : les régimes mal conduits sont de véritables « machines à fabriquer de la cellulite ».

20 Cheville foulée/entorse

Une entorse ? À moins que vous ne vous soyez « simplement », mais peut-être sévèrement, tordu la cheville ? En tout cas, vous êtes bien tombé, si l'on peut dire, car ces mélanges sont extrêmement efficaces.

Phase 1

→ L'idéal est de préparer des compresses (ou des tissus) imbibées d'eau froide, sur lesquelles vous versez 5 gouttes de *gaulthérie* et 5 gouttes de *laurier noble*. Laissez en place jusqu'au réchauffement du dispositif, et recommencez. Le but, surtout au tout début, est de lutter contre la chaleur, donc le gonflement, donc de réduire l'inflammation.

Phase 2

→ On ne change pas une équipe qui gagne. Mélangez 5 gouttes de *gaulthérie*, 5 gouttes de *laurier noble*, 5 gouttes d'huile végétale d'arnica et 5 gouttes d'huile végétale de millepertuis. Appliquez en massages doux sur les parties sensibles, pendant 2 à 4 semaines si nécessaire.

BONS RÉFLEXES

- Cherchez le froid. Appliquez des pochettes de glaçons par exemple, ou plongez la cheville dans de l'eau fraîche (mer, lac, bain de pieds).
- Reposez la cheville jusqu'à guérison totale. Toute précipitation est nuisible.

---

21 Choc

Très mauvaise nouvelle, choc émotionnel violent, accident de la route... vite, respirez (ou faites respirer) des essences bienfaisantes. Elles ne régleront pas votre problème ou n'effaceront pas votre douleur, mais au moins pourrez-vous y faire face plus sereinement, avec la tête plus froide.

→ Versez quelques gouttes de *menthe poivrée* sur un mouchoir, et respirez le plus calmement possible.

→ Déposez aussi une goutte de ***menthe*** sur un petit sucre et laissez fondre en bouche. Cette stratégie toute simple permet de mieux encaisser les situations délicates. Renouvelez 2 à 3 fois ce jour-là.

BONS RÉFLEXES

- Déposez sous la langue quelques gouttes de Fleurs de Bach® (Rescue).
- Dès que vous le pouvez, profitez d'un bon bain relaxant (voir « stress » p. 118).
- Gardez toujours un petit flacon de ***menthe*** sur vous, cette essence est si utile face à tant de petits tracas quotidiens que vous risquez de vite ne plus pouvoir vous en passer !

22 Cholestérol

Trop de cholestérol ? Une alimentation choisie, type régime Portfolio*, et l'aromathérapie sont les meilleures armes pour rétablir la situation. Cette stratégie est efficace et souvent préférable à celle des médicaments anticholestérol, la plupart du temps mal utilisés.

→ Versez 1 goutte d'***ail*** et 1 goutte d'***oignon*** dans une petite cuillère de miel. Absorbez à la fin de chaque repas 20 jours par mois, pendant 2 à 3 mois.

---

* Lire *Le régime Portfolio*, Leduc.s Éditions.

BONS RÉFLEXES

- « 600 grammes de fruits et légumes par jour », ce sont les toutes dernières recommandations internationales. Tous les végétaux figurent parmi vos alliés les plus fidèles. Ail frais, oignon, échalote et gingembre sont vivement conseillés.
- Préférez le poisson à la viande, les huiles d'olive et de colza à celles de tournesol et d'arachide.
- Un yaourt demi-écrémé est le seul produit laitier conseillé au quotidien.
- Les légumineuses (lentilles, haricots) et les céréales complètes contiennent des substances anti-cholestérol. C'est oui ! Surtout si vous les préparez vous-même : limitez les boîtes, trop salées.
- Limitez au maximum viandes grasses, fromages gras, produits laitiers de vache, abats et alcool. Arrêtez totalement (pendant quelque temps) la charcuterie, les pâtisseries, les viennoiseries. Le beurre est réservé aux tartines du matin.
- Ne fumez pas. Faites du sport. Perdez du poids si besoin.

23 Conjonctivite

Cette inflammation est toujours très gênante, ça pique, ça brûle, on a l'impression que le marchand de sable a renversé son chargement juste là.

→ Mélangez à parts égales des HA de camomille, bleuet, myrte et rose. Faites des « bains d'yeux » en versant ce mélange très doux directement dans l'œil ou à l'aide de compresses imbibées, si vous avez du mal à verser du liquide dans l'œil ouvert. Puis utilisez votre collyre antibiotique classique (si besoin). Poursuivez pendant 2 à 5 jours. **Attention ne confondez pas ! Il s'agit d'hydrolats et non d'huiles essentielles. On ne met jamais d'huiles essentielles près de l'œil et encore moins dedans !**

Bons réflexes

- Nettoyez bien les cils au sérum physiologique : toute sécrétion doit disparaître.
- Ne tripotez pas, surtout avec des doigts douteux ; attendez que ça se passe. Et naturellement, consultez si les choses ne s'améliorent pas très rapidement.

24 Convalescence

Vous sortez d'une galère, d'une hospitalisation ou d'une maladie fatigante. La période de transition entre votre état « d'avant » et le retour à la vie trépidante doit se faire progressivement. C'est très important pour éviter une fatigue prolongée ou une rechute. Le but des essences est d'optimiser la convalescence en vous remettant d'aplomb plus vite et en renforçant vos défenses.

→ Préparez un petit flacon qui vous servira pour le bain ou les massages. Dans 3 cuillères à soupe d'huile végétale d'amande douce, versez 10 gouttes de **géranium**, 10 gouttes de **bergamote**, 10 gouttes de **pin sylvestre**, 10 gouttes de **ravintsara**. Massez les mains et les pieds avec quelques gouttes de ce mélange. Demandez à quelqu'un de vous masser le corps entier avec cette huile. Vous pouvez aussi en verser 1 cuillère à soupe dans un bain (de pieds, de mains ou général selon vos envies). Astreignez-vous à ce soin au moins une fois par jour durant 3 semaines.

BONS RÉFLEXES

- Ménagez autant votre corps que votre esprit.
- Ne replongez pas dans le contexte qui vous a mené à la maladie.
- Prenez conseil pour une supplémentation adaptée en vitamines et minéraux.

25 Coup de soleil

Grand classique de l'été, sa banalité ne doit cependant pas vous inciter à le négliger.

→ Ne vous déplacez pas sans un flacon de **lavande vraie**. En cas de coup de soleil de petite taille, on applique quelques gouttes pures, directement sur la brûlure. Si cette dernière est très étendue, versez 5 gouttes de ***lavande vraie*** dans une cuillère à café d'huile végétale, si possible de millepertuis, et étalez avec douceur. Renouvelez l'application 3 à 4 fois le 1er jour, puis matin et soir les 2 jours suivants.

Bons réflexes

- Ne soyez pas radin sur la crème solaire et rappelez-vous que les orteils et les oreilles sont aussi couverts de peau. Ne les oubliez pas ! Préférez les écrans minéraux aux filtres chimiques (lisez les étiquettes).
- Choisissez des indices élevés de protection, même si vous êtes déjà bronzé. Et ne vous imaginez pas invincible grâce à votre tube : il permet juste une exposition moins risquée.
- Cap sur l'huile d'olive, les fruits (abricots, fruits exotiques), les légumes (tomates), les légumineuses : tous contiennent des substances protectrices pour la peau. L'inverse des viandes, produits laitiers et sucreries !
- Portez un tee-shirt, une casquette, des lunettes de soleil.
- Attention au soleil de montagne, encore plus agressif qu'ailleurs.
- Ne faites pas d'UVA.
- Marchez à l'ombre…

26 Couperose

Ce sont surtout les femmes qui se plaignent de ces petites veines fleurissant sur leur visage au gré des aléas climatiques, même si ces regrettables intruses ne sont pas réservées au sexe dit faible. Mais allez conseiller à un homme de masser son visage avec des essences…

→ Glissez 2 gouttes d'*hélichryse*, 2 gouttes de **citron zeste** et 2 gouttes de **cyprès** dans votre pot de crème pour le visage. Appliquez cette dernière comme d'habitude.

Bons réflexes

- Axez toute votre énergie sur la prévention. Parce que honnêtement, une fois installée…
- Utilisez toute l'année un fond de teint à indice protection solaire élevé.
- Apaisez les désordres hormonaux liés à la ménopause par un traitement naturel.
- Évitez épices, thé, café, alcool et repas copieux.
- Protégez-vous voire abritez-vous en cas d'« agressions » climatiques (froid, vent, soleil, changement brutal de température).
- Oubliez les lotions alcoolisées et les gommages.
- Si votre eau est trop calcaire, employez des brumisateurs d'eau thermale ou minérale après la toilette.

27 Courbatures

C'est mal. Lorsqu'on prépare ses muscles et qu'on respecte certaines règles toutes simples, on ne subit pas ce genre d'outrage.

Pour tous
➔ Mélangez quelques gouttes de ***menthe poivrée*** à une cuillère à soupe d'huile végétale d'arnica. Frictionnez les muscles sollicités juste avant l'effort, puis procédez à un massage plus profond, plus lent, juste après. Cette essence est idéale pour le réveil puis l'apaisement musculaire.

Pour sportifs aguerris
➔ Si vos muscles souffrent régulièrement à cause de l'effort physique fourni, peut-être faut-il voir avec un professeur la meilleure façon d'améliorer vos mouvements. Mais voici en tout cas une huile géniale pour faire disparaître la douleur comme par magie. Mélangez 2 gouttes de ***gaulthérie*** à 6 gouttes d'huile végétale d'arnica. Allez-y, massez. Alors ? Cela dit, vous connaissez l'adage : mieux vaut prévenir…

Bons réflexes

♦ Échauffez et étirez toujours vos muscles avant ET après le sport. Ne stoppez pas brusquement, refroidissez-les doucement.

- Buvez de l'eau mais pas seulement. Les boissons diététiques adaptées au sportif renferment des substances naturelles antidouleurs : vitamines, etc. Pourquoi s'en priver ? D'autant que cela n'a strictement aucun rapport avec du dopage !
- Le plasma de Quinton (ampoules, en pharmacie) recharge l'organisme en minéraux « anti-souffrance musculaire ».

28 Crampes

Que les crampes surviennent la nuit ou au cours de l'activité physique, en raison de troubles circulatoires ou du vieillissement ne change rien au mécanisme : les fibres se contractent alors que le sang ne les irrigue plus pendant un moment. Aïe !

→ Déposez une ou deux gouttes de *lavandin* directement sur la zone douloureuse et massez doucement. Renouvelez tous les quarts d'heure jusqu'à décrispation.

BONS RÉFLEXES

Pendant la crise :
- Cherchez la chaleur.
- Étirez, doucement mais le plus loin possible, le muscle contracté. Souvent, cela suffit à faire « lâcher ».

- Surélevez les pieds si les crampes surviennent la nuit (origine veineuse probable).

En prévention :
- Mangez des fruits et légumes : leurs minéraux (calcium, magnésium, potassium) et leur fonction alcaline sont les meilleurs garants d'une vie sans crampe.
- Buvez beaucoup d'eau, de préférence minérale, riche en calcium, magnésium et bicarbonates. Doublez la dose en cas de sport (Salvetat, Saint-Yorre).
- Les crampes de la grossesse cèdent presque toujours à une supplémentation de calcium et de magnésium.

29 Crevasses (peau)

Voici exactement l'erreur que vous avez commise : vous avez eu très froid (vous ne vous êtes pas suffisamment protégé) puis au lieu de laisser la peau revenir tranquillement à sa température normale, vous lui avez infligé une trop grande chaleur (feu de cheminée, bain chaud…).

→ Versez 5 gouttes de *lavandin* dans 5 ml d'huile végétale de rose musquée du Chili. Prélevez 1 goutte de ce mélange et appliquez sur la crevasse, en massage doux 2 à 3 fois par jour jusqu'à guérison.

BONS RÉFLEXES

- N'infligez jamais à votre peau de brusques changements de température.
- Protégez bien vos lèvres et vos doigts en hiver.
- Mangez suffisamment de corps gras – beurre, fromage au petit déjeuner, huile d'olive et de colza aux autres repas.

30 Crevasses (sein)

Le PNNS 2 (Plan National Nutrition Santé), met tout en œuvre pour qu'en 2010, 70 % des mamans allaitent leur enfant. Elles ne sont qu'un peu plus de 60 % aujourd'hui, et 40 % d'entre elles arrêtent prématurément à cause de crevasses. Quel dommage !

→ Appliquez quelques gouttes de *lavandin* sur les mamelons. Vous pouvez également mélanger 1 goutte de *lavande* à de l'huile végétale de germe de blé, cicatrisante et idéale contre les gerçures. Aucune de ces huiles essentielles n'est toxique pour le bébé, mais mieux vaut passer tout de même le bout de sein à l'alcool glycériné (en pharmacie) avant la tétée suivante. Ces applications peuvent se poursuivre pendant tout l'allaitement.

> **BONS RÉFLEXES**
>
> ◆ Les crevasses sont en grande majorité dues à une mauvaise position du bébé pendant la tétée et/ou à un engorgement des seins. En plus, lorsque les seins sont hypertendus, le bébé ne parvient pas à téter, donc il mordille, ce qui aggrave les douleurs.
> ◆ Ne lavez pas vos mamelons avec du savon, très asséchant. Les petites bosses qui les parsèment produisent une sorte d'huile antiseptique, amplement suffisante.
> ◆ Portez uniquement des soutiens-gorge de bonne qualité et en coton.

31 Cystite

Lorsque les bactéries s'installent dans votre vessie, elles sèment inflammations, douleurs, brûlures et envies permanentes d'uriner. Il faut les déloger d'urgence.

➜ Déposez 2 gouttes d'*origan compact* dans une cuillère à café de miel. Laissez fondre en bouche 3 fois par jour durant 1 semaine.

> **BONS RÉFLEXES**
>
> ● Buvez au minimum 2 litres d'eau par jour jusqu'à guérison totale, afin d'emmener les germes vers la sortie. Une partie de cette eau peut servir à la préparation de tisanes de busserole, antiseptique urinaire très efficace, en curatif comme en préventif (si vous vous savez sujette aux cystites).
> ● Observez la couleur de vos urines. Claires ? vous buvez assez. Foncées, augmentez les doses !
> ● Ne vous retenez pas d'uriner : à chaque fois que vous y allez, vous éliminez des germes.
> ● Astreignez-vous à une hygiène locale irréprochable, et pas seulement pendant la cystite.
> ● Préservatif obligatoire et étape « toilettes » avant et après chaque rapport sexuel.
> ● Ne passez pas d'un partenaire à l'autre sans « précaution ».
> ● Traitez-vous en cas de constipation.

32 Démangeaisons cutanées

Les démangeaisons sans raison apparente sont loin d'être rares, et toujours exaspérantes. Comme il n'y a nulle trace d'allergie ou de bouton, vous restez souvent avec vos démangeaisons, et rien que vos yeux pour pleurer. Grâce aux huiles essentielles, le calvaire est bientôt terminé !

→ Mélangez quelques gouttes de ***lavande vraie*** et de ***géranium*** à de l'huile végétale de noisette et appliquez sur les zones qui démangent.

→ Si les démangeaisons sont intolérables, entre les doigts, les orteils ou les poils du pubis, cela ressemble à des parasites. En attendant de consulter, mélangez quelques gouttes de ***tea tree*** à de l'huile végétale et appliquez 2 fois par jour sur les zones atteintes jusqu'à disparition totale.

Bons réflexes

- Relaxez-vous. C'est mieux que de se gratter comme une furie.
- Cherchez la cause ailleurs que dans la peau (Chlore de la piscine ? Réaction au soleil ? Eau de la douche trop chaude ? Intolérance alimentaire ? Stress ?).
- Évitez les hordes de médicaments, peu efficaces sur ce type de symptômes.

33 | Démangeaisons vaginales

Les démangeaisons vaginales, parfois très intenses, sont dues la plupart du temps à une hygiène inadaptée. À la clé, un léger déséquilibre de la flore locale. Douceur, douceur ! Toutes ne sont donc pas dues à des mycoses, loin de là. Mais toutes les mycoses devraient être traitées en première intention par des huiles essentielles, qui, seules, évitent la récidive.

→ **Hors mycoses** : mélangez 10 gouttes de *lavande vraie* dans 1 cuillère à café d'huile végétale de noisette et appliquez localement. Soulagement immédiat. Peut être renouvelé 3 à 4 fois par jour, plusieurs jours si nécessaire.

→ **Mycoses** : versez 1 goutte de *tea tree* et 1 goutte de *palmarosa* dans une cuillère à café de miel. Avalez 3 fois par jour pendant 10 à 15 jours. (Des formules plus complètes existent, notamment pour les mycoses récidivantes : demandez au pharmacien expert en aromathérapie de vous les préparer).

BONS RÉFLEXES

- Évitez le gel-douche et le savon « classiques » pour la toilette locale. Optez une fois pour toutes pour un gel intime (pharmacie). Ça change la vie.
- Procédez à une toilette externe de la zone génitale, 2 fois par jour (jamais interne ! PAS DE DOUCHE VAGINALE). Un nettoyage trop agressif élimine les bactéries protectrices, et nous revoici à la case départ.
- Choisissez systématiquement le naturel : sous-vêtements, papier toilette… jamais de parfums, de déodorants, de poudres ni autres toxiques locaux.
- Évitez les spermicides.
- Pendant les règles, changez fréquemment de protection.

- Ne portez pas de protège-slip en permanence.
- Méfiance envers les aliments contenant des levures (bière, pain, gâteaux, fromages type roquefort, champignons, vinaigre, cornichons) ou du sucre : en période de crise, limitez même la consommation de fruits.
- Les vêtements ne doivent pas être trop serrés. En cas de mycose, les serviettes de toilette et les slips doivent bouillir.

34 Déprime/dépression

Il existe mille facteurs prédisposant à la **déprime**, et même un de plus : rien. On peut parfaitement être déprimé sans raison. Alors que l'on connaît généralement l'origine d'une **dépression**, ou au moins peut-on dater le moment où les choses ont commencé à déraper. En ce qui concerne le choix des huiles essentielles, la distinction entre déprime et dépression n'a pas de sens. On peut souffrir de dépression légère et de profonde déprime, donc la notion de gravité ne s'applique pas non plus. L'idée, c'est « ça va mal ».

→ Mélangez 2 gouttes de *petit grain bigaradier* et 2 gouttes de *verveine citronnée* à une cuillère à café de miel. Avalez 3 fois par jour pendant 10 jours puis 2 fois par jour pendant 20 jours. Stoppez 10 jours. Si nécessaire, reprenez-en 2 fois par jour pendant 20 jours, arrêtez 10 jours, recommencez 20 jours.

Bons réflexes

- N'attendez pas que ça passe sans rien faire. À l'inverse, ne tombez pas dans la spirale infernale des médicaments, sauf en cas de réel besoin.
- Avalez des capsules d'oméga 3 et du magnésium marin.
- Consultez si tous vos proches vous y exhortent, même si vous-même avez l'impression d'aller « mieux ». Un psychiatre, un psychologue, un kinésiologue, qui vous voulez mais quelqu'un.
- Essayez d'aller vers les autres, de faire un effort (humeur, présentation). Oui, c'est difficile. Si c'est pour les agresser, c'est inutile. Vous ferez une nouvelle tentative la semaine prochaine…
- Comptez sur les autres, mais pas trop. Ils aiment, ils aident, mais il y a des limites.
- Souvenez-vous de la vie « normale », et mettez-vous dans la tête que le bonheur va revenir. Patience.

35 Diabète

Vous êtes diabétique, ou prédiabétique. Cela signifie que vous ne parvenez pas à réguler correctement votre taux de sucre sanguin ; vous en avez soit trop, ce qui accélère le vieillissement de l'organisme et entraîne des affections graves dans tout le corps (artères, œil, cœur, cerveau...), soit pas assez, ce qui expose à des malaises pouvant mener jusqu'au coma. Il n'est question ici que du diabète non insulinodépendant, celui que l'on « acquiert » au fil des années... et des erreurs alimentaires.

→ Avalez 2 gouttes de *géranium* sur un comprimé neutre (en pharmacie) à la fin de chaque repas, en cures de 20 jours. Stoppez pendant 10 jours puis reprenez 20 jours, et ceci 3 fois.

BONS RÉFLEXES

- Consultez un diabétologue, et soumettez-vous à sa prescription. C'est très important. L'huile essentielle de **géranium** ne remplace en aucun cas les médicaments antidiabétiques dont vous pourriez avoir besoin, elle aide et potentialise leur action.
- Surveillez attentivement votre alimentation. Apprenez à distinguer une fois pour toutes les sucres bénéfiques (dans les céréales complètes, les légumes secs, les fruits et légumes, ces derniers devant être cuisinés simplement, à la vapeur, et non frits) de ceux qui ne le sont pas (confitures, bonbons, biscuits, riz et pain blancs...).
- Pratiquez un sport plusieurs fois par semaine.
- Ne fumez pas.

36 Diarrhée

Une diarrhée survient brusquement parce qu'on a « attrapé un virus » dont le corps cherche à se débarrasser, ou parce qu'un élément a perturbé fortement la flore intestinale (antibiotiques, stress) ou enfin à cause d'un aliment avarié. Dans tous les cas, ce n'est pas grave, à condition que ça cesse rapidement.

→ Versez 2 gouttes d'***origan*** sur un sucre et dégustez à chaque fin de repas, pendant 3 à 4 jours si nécessaire.

Bons réflexes

- Buvez des litres d'eau (minérale si possible). La déshydratation est le risque majeur des diarrhées.
- Mangez du riz et buvez son eau de cuisson.
- Soutenez votre flore intestinale à l'aide de ferments lactiques (en pharmacie).
- Évitez les antidiarrhéiques qui, en « arrêtant tout », empêchent d'éliminer les germes. Les huiles essentielles, elles, TUENT les germes et du coup stoppent la diarrhée. Nuance.
- Évitez le gras et le café (même décaféiné).

37 Digestion lente

Vous mettez un temps fou à digérer des plats tout simples et vous somnolez après chaque repas.

→ Mélangez 1 goutte de *citron*, 1 goutte de *menthe poivrée* et un peu de miel dans une boisson chaude après chaque repas. Ce traitement peut être poursuivi pendant 1 semaine.

BONS RÉFLEXES

- Achetez des enzymes digestives (petites pastilles à sucer, en pharmacie). Magique !
- Évitez les aliments trop gras, très longs à digérer. Mangez assis, tranquillement, dans le calme.
- Diversifiez vos menus, les enzymes digestives ont horreur de la monotonie.
- Mâchez : notre estomac n'a pas de dents.

38 Eczéma

Le mot eczéma, qui signifie « bouillir » en grec, résume à lui seul les affres endurées par ceux qui en souffrent. Évitez d'appliquer sur les plaques des crèmes à la cortisone, surmontées de crèmes grasses. Il est bien plus efficace de traiter cette affection avec des huiles essentielles qui ne font pas que combattre les symptômes, mais redonnent aussi les moyens à la peau de se défendre.

→ Mélangez quelques gouttes de *lavande vraie* à de l'huile végétale de germe de blé et appliquez sur les zones atteintes. Renouvelez 2 fois par jour pendant 10 jours.

> #### Bons réflexes
>
> - Supplémentez-vous en acides gras oméga 3.
> - Soutenez votre flore intestinale (prenez des probiotiques, en pharmacie).
> - Respectez une hygiène rigoureuse, mais douce : ne vous récurez pas ! Utilisez des produits pour peaux allergiques : pains surgras (sans savon), cosmétiques adaptés, etc.
> - Remplacez tout produit laitier animal par les laits d'amande et de soja.
> - De la douceur svp.

39 Enfant agité

Ça, c'est sûr, il est « vivant ». Parfois un peu trop. Et après une journée turbulente, pas moyen de le coucher le soir. Alors que vous vous traînez sur les rotules…

→ Mélangez 5 gouttes de *mandarine* et 5 gouttes de *marjolaine* à 1 cuillère à café d'huile végétale d'amande douce. Appliquez en massage sur le plexus solaire de l'enfant, sa voûte plantaire, la face interne de ses poignets et le long de sa colonne vertébrale, chaque soir au moment du coucher.

> **BONS RÉFLEXES**
>
> ♦ Le stress déteint, et l'enfant est une éponge à émotions. Calmez-vous, il se détendra.
> ♦ Rééquilibrez-le en acides gras. Faites-lui avaler 1 cuillère à café d'huile d'onagre le matin et 1 d'huile de poissons gras le soir au coucher. Il en existe d'excellentes, adaptées au goût des enfants.

40 | Escarres

Les escarres sont hélas fréquentes. Elles touchent toutes les personnes immobilisées, dont certaines parties du corps sont comprimées en permanence sur une surface (lit, fauteuil roulant…). La peau n'est pas renouvelée, elle s'enflamme et meurt, ce qui évidemment provoque des douleurs.

→ Massez les zones concernées plusieurs fois par jour, au moins matin et soir, à l'aide de *lavande vraie* pure. Renouvelez jusqu'à cicatrisation.

> **BONS RÉFLEXES**
>
> ♦ Changez la position de la personne alitée le plus souvent possible, tous les quarts d'heure dans l'idéal. Massez ou frictionnez les zones de contact.
> ♦ Procédez à une toilette rigoureuse, suivie d'un séchage soigneux.

 ## 41 Fièvre (enfant)

Les maladies infantiles, et même certaines fatigues, peuvent s'accompagner de poussées de fièvre parfois impressionnantes, en dents de scie (niveau élevé puis elle retombe, puis re-poussée).

→ Mouillez un linge propre d'eau fraîche sur lequel vous versez 1 ou 2 gouttes de ***bois de rose ou de bois de Hô***. Posez le tissu sur son front et tapotez tout doucement. Éventuellement, recommencez l'opération sur l'ensemble du corps (attention ! n'approchez ni les yeux ni les organes génitaux). Laissez en place le temps de faire couler un petit bain.

→ Mélangez 10 gouttes de ***bois de rose*** à 1 cuillère à soupe de base pour bain. Versez dans l'eau, qui doit juste couvrir le corps de l'enfant, et dont la température sera de 1 ou 2 degrés de moins que celle du petit fiévreux. Massez avec les gouttelettes en suspension. Vous pouvez renouveler les bains 2 fois par jour, 2 à 3 jours si nécessaire.

BONS RÉFLEXES

- Ne vous inquiétez pas outre mesure, mais ne laissez pas s'installer la fièvre, bien évidemment.
- Consultez si l'accès de fièvre est inexplicable, accompagné de signes inquiétants et qu'il se prolonge malgré vos soins.

42 Foie fatigué

Les troubles du foie, bien que rarement graves, sont toujours fatigants et pénibles, parce que cet organe s'occupe d'un nombre considérable de tâches dans l'organisme. Lorsqu'il se sent mal, c'est tout le corps qui trinque.

→ Mélangez 2 gouttes de *thym à thujanol* à une cuillère à café de miel, et avalez à la fin de chaque repas. Faites une cure de 20 jours.

BONS RÉFLEXES

- Mangez des fruits et du riz. Buvez du jus de citron (eau additionnée de citron pressé, sans sucre).

- Vous êtes interdit de charcuterie, chocolat, viande grasse, sauce, œuf, sucre et alcool jusqu'à guérison complète.
- Faites une cure de plantes pour le foie : artichaut, chardon-marie, chrysantellum, desmodium, radis noir… (en pharmacie)

43 Fatigue

Vous êtes plus que fatigué, vous êtes épuisé. Au bout du rouleau. Les microbes guettent, tapis dans les coins des transports en commun ou au bureau. Aucune planche de salut à l'horizon, qui ressemblerait à des vacances ou à un répit quelconque. Il faut tenir.

→ Déposez 1 goutte d'*origan compact* et 1 goutte de *pin sylvestre* sur un sucre. Laissez fondre en bouche 2 fois par jour. Faites une cure de 3 semaines.

Et

→ Versez 10 gouttes de *lavande vraie*, 10 gouttes de *petit grain bigaradier*, 10 gouttes de *marjolaine* dans une cuillère à soupe de base pour bain. En fin de journée, plongez-vous 20 minutes dans votre baignoire (eau à 38°C) pour un moment relaxant, rééquilibrant pour vos nerfs. Ne vous rincez pas, enveloppez-vous dans une serviette moelleuse et chaude.

Bons réflexes

- Partez en vacances, ou au moins en week-end, ou au moins une journée !
- Dormez, reposez-vous, faites « autre chose ».
- Octroyez-vous du bon temps, récompensez-vous, vous l'avez sûrement mérité.
- Consultez si malgré une cure intensive de repos et d'huiles essentielles, ça ne s'améliore pas. Peut-être manquez-vous d'un minéral, tel que le potassium, le magnésium ou le fer ; seule une analyse médicale peut le révéler. Assurez-vous que votre fatigue ne trahisse pas un problème plus préoccupant.

44 Furoncle

Comme toutes les inflammations contenant du pus, le furoncle signale sa présence à son heureux propriétaire par une douleur lancinante. Cherchez à la base d'un poil : vous y êtes. Un furoncle, ça peut arriver à tout le monde. Plusieurs furoncles d'un coup, ou répétés, c'est la quasi-certitude d'un vrai problème : direction le médecin.

→ Préparez la solution suivante : 4 gouttes de *lavandin*, 2 gouttes de *géranium*, 4 gouttes de *niaouli*, 60 gouttes d'alcool à 90°. Appliquez à l'aide de compresses humides et chaudes, 4 à 6 fois par jour, jusqu'à mûrissement complet du furoncle.

Puis, après évacuation du pus, appliquez 1 goutte pure du mélange de ces huiles essentielles sur le bouton jusqu'à la cicatrisation.

> **BONS RÉFLEXES**
>
> ♦ N'essayez jamais de percer un abcès ou un furoncle pas encore « mûr ». Vous ne réussirez qu'à perforer la poche à l'intérieur, ce qui agrandira le bouton et retardera la guérison.
> ♦ Soyez irréprochable côté hygiène.
> ♦ Évitez de manger trop de sucre : il favorise la pullulation microbienne.
> ♦ Les bains d'eau tiède ou chaude soulagent la douleur.

45 Gencives qui saignent

Les gingivites sont très répandues, surtout parmi les personnes peu préoccupées par leur hygiène dentaire et les femmes enceintes. En attendant la visite chez le dentiste, rien ne vous oblige à saigner et à avoir mal.

→ Avec le doigt, appliquez de l'huile essentielle pure de *ciste* directement sur la zone douloureuse. Vous pouvez également verser quelques gouttes de *géranium* dans un petit verre d'eau tiède, et procéder à des bains de bouche. L'un n'empêche pas l'autre ! Faites une cure de 4 à 6 jours, 2 fois par mois.

Bons réflexes

- Brossez vos dents après chaque repas. Poils doux et dentifrice peu agressif de rigueur.
- Ne fumez pas, ne buvez pas d'alcool.
- Mangez plus de fruits et de légumes crus, frais. Un manque de vitamine C est presque toujours associé à des saignements.
- Choyez vos gencives, ne laissez pas traîner des saignements. Ce n'est pas normal.

46 Goutte (crise)

Le gros orteil gonfle, fait très mal, refuse carrément de rentrer dans une chaussure ? Ça ressemble à une crise de goutte. Surtout si vous avez fait bonne chère ces derniers jours…

➔ Mélangez 2 gouttes de *gaulthérie* à une cuillère à café d'huile végétale d'arnica. Massez le gros orteil jusqu'à 3 fois par jour. Renouvelez durant 8 à 10 jours.

Bons réflexes

- Mangez **plus** de légumes et de fruits, de céréales complètes, de poisson, **moins** de viande, d'abats, de fruits de mer et de gibier.

- Évitez l'alcool en général.
- Ne vous imposez pas de régime ridicule – n'affamez pas votre corps.
- Buvez 2 bons litres d'eau très peu minéralisée par jour (type Évian). Et zéro alcool pendant la crise de goutte.
- Attention si vous avez trop de cholestérol, d'urée, si vous êtes obèse ou diabétique.

47 Grippe

Vous êtes crevé, vous avez mal partout, les jambes coupées, de la fièvre, bref : le lit vous tend les bras. Allez-y, muni de vos armes…

→ Préparez 2 à 3 tasses de « grog » (sans rhum !) par jour. La recette du barman : 1 goutte de ***cannelle de Ceylan***, 1 goutte de ***ravintsara***, 1 goutte de ***citron zeste***, 1 cuillère à café de miel, de l'eau très chaude, du jus de citron et… bonne dégustation ! Recommencez 2 ou 3 jours.

Et

→ Versez de l'***eucalyptus radié*** dans un diffuseur d'huiles essentielles ou sur une coupelle, laissez s'évaporer dans la chambre (ou le bureau) sur une source de chaleur. Si vous n'êtes pas cloîtré chez vous, l'***eucalyptus*** vous suit partout car vous en inondez votre mouchoir et emplissez vos poumons de ses bienfaits plusieurs fois dans la journée. À faire pendant 1 semaine.

> **BONS RÉFLEXES**
>
> ◆ Gavez-vous de vitamine C naturelle : plusieurs grammes par jour (comprimés).
> ◆ Ruez-vous sur une formule homéopathique antigrippe dès le début des symptômes.
> ◆ Reposez-vous (de toute façon…).
> ◆ Pas d'appétit ? Ne mangez pas. Mais buvez toujours de l'eau et des « grogs » (voir recette p. 74).
> ◆ Laissez la fièvre jouer son rôle mais si elle dépasse 40°C, faites-la baisser tout doucement. En cas d'antécédents de convulsions, le seuil est de 38,5°C.
> ◆ Vaccinez-vous ensuite homéopathiquement contre la grippe et soutenez naturellement vos défenses immunitaires : flore intestinale (probiotiques), cures d'échinacée, de cassis…

48 Hémorroïdes

Une petite crise hémorroïdaire due à des abus alimentaires ou à une constipation passagère, c'est très fréquent. Les hémorroïdes, des veines comme les autres, sortent alors de leur zone géographique attitrée. Ça fait mal, c'est gênant et ça peut saigner, mais c'est rarement grave.

→ Déposez 2 gouttes de *cyprès* dans une cuillère à café de miel, et avalez 2 fois par jour.

Et

→ Mélangez 2 gouttes de *cyprès*, 2 gouttes de *lentisque pistachier* et 10 gouttes d'huile de millepertuis. Appliquez localement après chaque toilette et selle durant 4 à 6 jours.

BONS RÉFLEXES

- Pratiquez un sport : il renforce tous les muscles, y compris ceux qui retiennent les hémorroïdes « à l'intérieur ».
- Évitez les laxatifs. Ils affaiblissent les muscles que le sport raffermit !
- Réglez les problèmes de constipation le cas échéant, en commençant par boire beaucoup d'eau et manger des aliments riches en fibres (fruits, légumes, céréales complètes, légumineuses).
- Méfiez-vous des épices (y compris du poivre), de l'alcool, du café, des aliments lourds et gras.
- Évitez l'équitation et la moto.

49 Herpès buccal

Tous les porteurs d'herpès connaissent par cœur les signes avant-coureurs de chaque irruption, répétitive. Des picotements caractéristiques précèdent l'apparition de petites vésicules près de la bouche, souvent après une exposition au soleil ou une période de fatigue, de stress ou encore à cause des règles.

→ Appliquez sur l'herpès 1 ou 2 gouttes pures de ***niaouli***. Renouvelez jusqu'à 5 fois par jour. Pensez-y en curatif (lorsque les vésicules sont apparues) ou en préventif (sur la zone habituelle, si vous êtes fatigué par exemple, ou que les picotements annoncent l'arrivée d'une poussée). Le traitement peut durer une petite semaine.

Bons réflexes

- Pensez « chaleur » pour soulager les douleurs (surtout pour la première « attaque »). Douche chaude, bouillotte, séchoir à cheveux. Ne vous brûlez pas, soyez prudent !
- Ne tartinez pas 50 pommades différentes sur l'herpès. Il est là, il est là, ne le traquez pas et n'y ajoutez pas une allergie cutanée… Les huiles essentielles vont s'occuper de son cas.
- Protégez-vous plus que jamais du soleil.

50 Hypertension

Trop de tension ? Il faut faire baisser la pression. Surveillez attentivement votre assiette et astreignez-vous à la prise des huiles essentielles conseillées. Les chiffres doivent revenir très vite à un seuil acceptable. Sinon redoublez d'efforts.

→ Versez 2 gouttes d'***ylang-ylang*** et de ***lavande vraie*** dans une cuillère de miel 2 fois par jour. Même recommandation en cas de tachycardie, c'est-à-dire si vous sentez votre cœur « battre très vite » en dehors de tout événement stressant ou d'exercice physique. En cures de 10 jours espacées de 10 jours de « fenêtre thérapeutique ».

Bons réflexes

- Mangez moins de sel et d'aliments salés : soupes industrielles et concentrés de bouillons, viandes et poissons salés (anchois, caviar, hareng salé, sardine, thon et saumon en conserve, toutes les charcuteries y compris le jambon), graines et noix salées, biscuits apéritifs, choucroute, olives, ketchup, moutarde, raifort, sauces en général y compris la sauce au soja, frites, pizza, sodas, entremets instantanés en poudre, desserts très sucrés, pâtisseries industrielles, céréales pour petit déjeuner (la plupart), fromages, viande et produits laitiers.
- … Mais davantage de fruits et légumes frais !
- Buvez plus d'eau minérale riche en magnésium et calcium (Hépar, Contrex, Salvetat…) mais moins d'alcool (2 verres de vin rouge par jour maximum).
- Perdez du poids en cas de besoin.
- Évitez la réglisse et les produits qui en renferment (confiseries, boissons…).
- Combattez le stress.

51 Hypotension

Vous vous sentez probablement très, très fatigué… Vérifiez bien avec le médecin qu'en dehors de cela, tout va bien, et suivez nos conseils. Tout devrait rentrer dans l'ordre.

→ Versez 2 gouttes de *menthe* dans une cuillère à café de miel, avalez 2 fois par jour (de préférence le matin et le midi, en fin de repas – évitez le soir) jusqu'à ce que la tension redevienne suffisante (2 à 3 jours).

BONS RÉFLEXES

- Certains médicaments peuvent causer une baisse de tension. Parlez-en à votre médecin ou votre pharmacien.
- Reposez-vous. Les baisses de tension suivent souvent des périodes de stress ou de travail intensif.
- Nous vous conseillons une cure de plasma de Quinton hypertonique.

52 Immunité faible

Si vous enchaînez les grippes, herpès et autres gastro-entérites, il y a de toute évidence un problème d'immunité. Renforcez-la en douceur grâce à la puissance des huiles essentielles.

➔ Déposez 1 goutte d'*origan* et 1 goutte de ***ravintsara*** sur un sucre ou dans un petit peu de miel, et absorbez à la fin de chaque repas. Prévoyez une cure de 20 jours d'affilée, puis des cures de 10 jours par mois pendant 3 à 6 mois.

Bons réflexes

- Re-po-sez-vous ! Fatigue et immunité à zéro sont presque toujours mariées.
- Vous êtes bon pour une cure intensive de vitamine C naturelle. Plusieurs grammes par jour pendant quelques jours vous feront le plus grand bien.
- Rechargez votre flore intestinale par une cure de probiotiques (en pharmacie). L'immunité se forge en grande partie dans l'intestin !

---

53 « Impatiences » dans les jambes

L'appellation de ce trouble est fort explicite. Généralement en fin de journée, un peu avant de se coucher, les jambes bougent « toutes seules ». Les secousses involontaires s'accompagnent de sensations désagréables et même de douleurs.

➔ Avant de vous coucher, massez vos jambes de bas en haut (des chevilles jusqu'en haut des cuisses) à l'aide du mélange suivant : 1 goutte de ***lavande***, 2 gouttes de ***marjolaine***, 3 gouttes de *cyprès*, 1 cuillère à soupe d'huile végétale d'arnica. Recommencez tous les soirs jusqu'à la disparition des « impatiences ».

> BONS RÉFLEXES
>
> ♦ Pratiquez un sport, une activité physique quelconque, en tout cas bougez plus au quotidien.
> ♦ Après la douche (pas trop chaude svp), une rapide giclée d'eau froide, partant des pieds pour remonter le long des jambes, vous fera le plus grand bien.

54 | Gueule de bois

La meilleure façon de prévenir une gueule de bois est, évidemment, de rester raisonnable (notamment d'éviter de boire plus d'alcool en une soirée que durant tout le reste de l'année) et, ex æquo, de consommer le double d'eau que d'alcool. Bien souvent, les symptômes des lendemains matins qui déchantent sont liés, au moins en partie, à la déshydratation due à l'excès de consommation d'alcool. Vous le saurez pour la prochaine fois.

→ Versez 2 gouttes de *menthe poivrée* sur un mouchoir et respirez à fond. Pas de mouchoir ? Mettez directement les essences dans le creux de vos mains, et « enfermez » votre nez dedans.

→ Prêt à vomir… ou c'est déjà fait ? Respirez plutôt 1 goutte de *menthe poivrée* et 1 goutte de *gingembre*.

À boire

→ Préparez une boisson « antinausée » : une tisane de verveine (ou à défaut un verre d'eau chaude) dans laquelle vous plongez une cuillère à café de miel aromatisé avec 1 goutte de *menthe poivrée*. Si vous en êtes au stade du vomissement, ajoutez 1 goutte de *gingembre*. Renouvelez 2 ou 3 fois dans la journée.

BONS RÉFLEXES

- Ajoutez une bonne dose de vitamine C : sucez vos comprimés sans trop regarder à la quantité. Un peu comme hier soir…
- Buvez des litres d'eau : il faut vous détoxifier.
- Si vous sentez que votre foie est en crise, lui aussi (le contraire serait étonnant), préparez un citron chaud, comme au ski : un demi-citron pressé dans une tasse, que vous remplissez ensuite d'eau tiède et dans laquelle vous plongez une cuillère à café de miel avec 1 goutte d'huile essentielle de **citron**.

55 Insomnies

Il existe différentes formes d'insomnies : difficultés d'endormissement, réveils nocturnes, sommeil long mais de mauvaise qualité (impression d'être fatigué le matin malgré une nuit correcte), réveil aux aubes vertes sans possibilité de se rendormir… Les huiles s'occupent de tout, sauf de régler le problème qui vous empêche de dormir à votre place. Galères au travail ? À la maison ? Questions existentielles ? Chagrin d'amour ?… Il va falloir faire quelque chose.

→ Mélangez 2 gouttes de *marjolaine* à une cuillère à café de miel, et absorbez le soir au dîner et au coucher (avant de vous laver les dents !).

Ou

→ Mélangez 1 goutte de *mandarine* à une cuillère à café de miel, et avalez au coucher (avant de vous laver les dents !).

Et

→ Chaque soir préparez 1 tasse de tisane de tilleul dans laquelle vous versez 1 cuillère à café de miel, 1 goutte d'*orange* et 1 goutte de *lavande vraie*. Buvez au coucher. Ce traitement peut être poursuivi plusieurs semaines si nécessaire.

BONS RÉFLEXES

- Le soir, mangez léger.
- Occupez vos journées à fond, mais sans vous épuiser non plus. Curieusement, trop de fatigue empêche souvent de dormir.

- Pratiquez un sport plusieurs fois par semaine, mais pas en soirée.
- Laissez vos soucis à la porte de la chambre.
- Ne fumez pas, ne buvez ni alcool, ni thé, ni café, ni cola, surtout le soir.
- Aménagez une chambre calme, fraîche, propre, un lit agréable. Il y a toujours moyen de faire mieux.
- Le bruit fatigue, surtout la nuit, même si on a le sentiment de dormir correctement. Les bouchons d'oreille, en mousse ou en cire, vous connaissez ?
- Renouez avec un rituel d'endormissement, comme lorsque vous étiez enfant. Sans forcément demander à quelqu'un de vous raconter une histoire, prenez un bain, faites quelques pas dehors, admirez vos timbres, avancez dans votre œuvre de macramé : instaurez un sas de décompression entre « dehors » et « le lit ».
- Avec un spray, vaporisez sur l'oreiller des huiles essentielles « sommeil » au tout dernier moment. Et posez la tête dessus.

56 Jambes lourdes

Lorsque le sang n'arrive pas à remonter vers le cœur, il reste « coincé » en bas. Les jambes lourdes sont souvent aggravées et/ou provoquées par la station debout prolongée (vendeur, serveur, hôtesse d'accueil), la fatigue des voyages, le piétinement et la chaleur.

→ Mélangez quelques gouttes de *cyprès vert* et de *lentisque pistachier* à de l'huile végétale de macadamia ou de calophylle. Massez la partie inférieure des jambes de bas en haut (partez du pied pour monter vers les mollets), tous les soirs si vous le souhaitez.

→ Par ailleurs, versez 2 gouttes de *cyprès* dans une cuillère à café de miel, et avalez 2 fois par jour, par cures de 10 jours espacées de 10 jours (10 jours oui, 10 jours non).

Bons réflexes

- Mangez suffisamment de protéines (poisson, fruits de mer, viande maigre, oeufs) et de fruits et légumes (minéraux « anti-jambes lourdes »).
- Buvez beaucoup d'eau.
- Évitez le sel et l'excès de gras.
- Bougez. Au minimum, marchez 30 minutes à 1 heure par jour. Surtout si vous travaillez assis.
- Ne croisez pas les jambes.
- Portez des bas de contention en cas de station debout prolongée ou de voyage aérien longue durée. Il existe aussi des chaussettes de contention pour homme. Non, elles ne sont pas moches.

57 | Libido faible (homme)

Plus envie, quoi… il faut faire un dessin ? Ou alors quand vous avez envie, ça s'arrête net. Le tout dans un contexte de désintérêt général, de fatigue ou de stress.

→ Déposez 1 goutte d'*ylang-ylang* et 1 goutte de *gingembre* sur un sucre que vous laissez fondre en bouche 2 fois par jour, plutôt en soirée (dont un juste avant l'acte sexuel) pendant 20 jours. Arrêtez 10 jours, reprenez 20 jours si nécessaire.

Ou

→ Versez 1 goutte de *petit grain bigaradier* et 1 goutte de *pin sylvestre* sur un sucre 3 fois par jour pendant 10 jours.

Bons réflexes

- Ne focalisez pas sur cette baisse de forme passagère. Ça ne fera qu'empirer les choses.
- Plus envie de sexe, c'est souvent plus envie tout court. Soit il y a un problème avec votre partenaire, soit c'est votre vie qui n'est pas idéale, en tout cas la baisse de libido est le témoin d'un mal-être. Inutile de s'acharner sur l'organe sexuel, c'est plus dans la tête que ça se passe.
- Détendez-vous, tout ça n'est pas dramatique. La tendresse, les petites attentions, les gestes doux comptent plus qu'un partenaire ronchon qui râle parce que tout ne fonctionne pas comme il le voudrait.

- Réglez les problèmes qui doivent l'être (couple, travail) : plus on attend, plus c'est difficile de les solutionner.
- Renouez avec un mode de vie sain : balades, vie simple, alimentation légère et bien choisie (fruits et légumes incontournables). Aucun traitement, à base d'huiles essentielles ou autre ne remplace une hygiène de vie correcte.
- Ne fumez pas. Ne buvez pas d'alcool.
- Suivez une cure de compléments alimentaires contenant de l'extrait de tribulus dosé à 250 mg, (3 par jour), pendant 2 mois.

58 Lumbago

Vous avez porté un objet très lourd hier et aujourd'hui vous êtes « coincé » du dos.

→ Mélangez quelques gouttes de *gaulthérie couchée* dans de l'huile végétale d'arnica et appliquez 4 fois par jour, sous forme de massages légers. Le traitement pourra être suivi 3 à 5 jours.

Bons réflexes

- Mettez-vous dans la position qui vous fait le moins mal. Il faut soulager la douleur.
- Prenez un bain chaud, cherchez la chaleur.
- Reposez-vous.

59 Mal au ventre (c'est nerveux)

Êtes-vous sûr que c'est nerveux ? Si oui et/ou si c'est une colite, faites confiance à ces huiles essentielles, remarquablement antispasmodiques et anti-inflammatoires.

→ Versez 2 gouttes d'*estragon* ou de *basilic* sur un sucre ou du miel, et dégustez à la fin de chaque repas, par cures de 5 à 6 jours quand le stress est trop important.

BONS RÉFLEXES

- Détendez-vous.
- Méfiez-vous des aliments susceptibles d'« irriter » votre intestin : graisses (surtout cuites), choux, concombre, artichaut, féculents, eau gazeuse, chewing-gum et vin blanc.
- Mâchez bien.
- Faites cuire légèrement les fruits que vous consommez en dessert. Les fruits crus passent mieux en dehors des repas, vers 11 heures ou 16 heures, par exemple.
- Ne fumez pas.

60 Mal aux dents

Dans la bouche, c'est en permanence un véritable festival de bactéries. L'hygiène dentaire est indispensable, mais la brosse à dents ne nous met pas à l'abri de tous les maux. La règle d'or : dès qu'une douleur apparaît, il faut agir. Si elle ne cède pas très vite avec l'huile essentielle conseillée, il est impératif de consulter le dentiste. En attendant le rendez-vous, vous aurez l'impression qu'elle vous sauve la vie tant son action antidouleur est spectaculaire.

→ Déposez une goutte d'huile essentielle de *girofle* sur un coton-tige ou le bout du doigt. Appliquez contre la dent et massez autour (gencive). Renouvelez 3 à 4 fois par jour… jusqu'au rendez-vous.

Bons réflexes

- Brossez-vous les dents après chaque repas, vous échapperez à 90 % des problèmes dentaires.
- Recourez au froid, en général il soulage. Par exemple appliquez sur la joue un glaçon entouré d'un linge.
- Évitez les aliments qui vous font souffrir (chaud, froid, sucre…).
- Restez assis, debout ou, en tout cas, la tête surélevée par rapport au corps.

61 Mal à la tête, migraine

Contre le mal de tête léger ou les migraines carabinées, les huiles essentielles sont de vraies alliées.

Dans les cas peu violents ou rares, l'application locale suffit. Si vous êtes victime de migraines répétées, offrez à votre pauvre crâne le traitement de fond conseillé en dernier point.

- → Appliquez localement quelques gouttes de ***menthe poivrée*** pure, en massage sur les tempes, le front, et en suivant le trajet de la douleur.
- → Déposez 1 goutte de ***girofle*** ou 1 goutte de ***camomille romaine*** sur un sucre. Laissez fondre en bouche.

C'est du sérieux…
- → Mélangez 5 gouttes de ***menthe poivrée***, 5 gouttes de ***gaulthérie couchée*** et 5 gouttes d'huile végétale de macadamia. Massez le front et les tempes. Renouvelez si nécessaire toutes les demi-heures. L'effet antidouleur est immédiat.
- → Demandez à un pharmacien spécialisé en huiles essentielles de préparer les gélules suivantes : ***camomille romaine*** 25 mg + ***lavande vraie*** 25 mg + ***basilic*** 25 mg. Pour 1 gélule n° 30 (= vous obtiendrez 30 gélules). Avalez 1 gélule 3 ou 4 fois dans la journée, en début de migraine ou pour l'éviter (suite à un facteur déclenchant, comme un repas lourd, par exemple, ou un stress). Ce traitement de fond est très efficace, vous verrez, c'est une merveille : il prévient les crises et les atténue rapidement.

Pour tous ces conseils, renouvelez 3 à 5 fois en 2 à 3 heures. Puis à chaque fois que la douleur réapparaît.

Bons réflexes

- Appliquez du froid autour du front (glaçons entourés de tissu par exemple).
- Agissez dès l'apparition des premiers signes.
- Hors douleur, pratiquez un sport. Surtout la natation. Une majorité des maux de tête sont à imputer à des crispations musculaires dues à de mauvaises positions ou à un stress. Pendant les maux de tête, au contraire, bougez le moins possible.
- Analysez votre dernier repas : un aliment déclenche-t-il systématiquement une crise douloureuse ? Éliminez-le. Le chocolat et les noix sont souvent en cause.
- Fuyez le tabac, l'alcool, les odeurs fortes (fritures, parfum, tabac…), le bruit, la lumière intense.
- Ne recourez pas systématiquement à l'aspirine et aux antalgiques. Si les douleurs se répètent, il y a un problème, il faut le trouver et le traiter.

62 Mal des transports

Le bateau, l'avion, la voiture… rien que d'y penser vous avez envie de… On vous laisse tranquille, alors. Non sans vous recommander un petit sucre qui fait vraiment du bien.

→ Versez 1 goutte de *citron zeste* et 1 goutte de *menthe poivrée* sur un demi-sucre. Laissez fondre en bouche. Renouvelez autant de fois que nécessaire pendant le voyage.

BONS RÉFLEXES

- Mangez avant le départ.
- Allongez-vous si possible. Faites le moins de choses possible, économisez vos gestes.
- Évitez les odeurs fortes (cuisine, essence…).
- Buvez de l'eau par petites gorgées.
- Ne fumez pas, ne buvez pas d'alcool.
- Si vous le pouvez, choisissez votre place dans votre engin de torture. Préférez :
  – **dans la voiture :** la place du conducteur, ou celle du passager avant ;
  – **dans un bateau :** en cabine au milieu, près de la ligne de flottaison ;
  – **dans l'avion :** un siège au-dessus d'une aile. Sauf si en plus vous avez peur de l'avion et que vous ne voulez rien voir dehors… ;
  – **dans le train :** un siège dans le sens de la marche, à côté d'une fenêtre si possible.

63 Mal des transports (enfants)

Nausées, vomissements, teint verdâtre… vous connaissez tout ça par cœur, parce qu'à chaque trajet un peu long, c'est le même calvaire. Plus pour longtemps !

→ Déposez 1 goutte de ***gingembre*** sur un petit sucre, et donnez-lui à sucer. Renouvelez si nécessaire, 2 à 3 fois selon la durée du voyage.

BONS RÉFLEXES

- L'enfant doit être reposé avant de voyager. Une bonne nuit de sommeil est indispensable.
- Faites-le manger avant le départ.
- Faites-lui prendre l'air toutes les deux heures minimum.
- Ne le couvrez pas trop : il a aussi chaud que vous.
- Ne l'obligez pas à faire « autre chose » (lecture, jeux…). Certains enfants trouvent cela encore plus pénible.
- Faites-le boire (même si ça ne l'enchante pas), toujours de l'eau, et encore plus s'il fait chaud. Une petite gorgée tous les quarts d'heure n'est pas de trop.
- Soyez vous-même détendu si vous ne voulez pas « propager » votre stress à l'enfant.
- Voyagez dans le calme, sans odeurs (tabac, parfum, sandwich au pâté…)

64 Manque d'appétit (enfants)

Les enfants en panne d'appétit, c'est très fréquent. Les parents s'inquiètent alors beaucoup plus qu'ils ne le devraient ! Généralement, ce n'est pas grave :

suite d'une maladie, petite fatigue passagère voire chagrin d'amour pour les plus grands. Si le refus de manger persiste, il faut consulter, évidemment.

➔ Mélangez 5 gouttes de *gingembre* à 15 gouttes d'huile végétale de noisette. Versez 1 goutte de ce mélange dans 1 cuillère à café de miel, et donnez 10 minutes avant les 2 principaux repas, pendant 10 jours.

Bons réflexes

- N'en faites pas un drame. Certains parents ont tendance à suralimenter leur enfant et s'étonnent que ce dernier dédaigne son assiette…
- Les mécanismes de l'appétit sont mieux réglés chez les enfants : quand ils n'ont pas besoin de manger, ils ne mangent pas. Tout simplement.
- Pensez au fenugrec, une plante :
  – en gélules pour les enfants qui savent les avaler, sinon ouvrez-les et versez leur contenu dans une cuillère à café de miel. Mélangez et faites absorber à votre petit bout de chou ;
  – en extrait fluide, 30 gouttes dans de l'eau ou un jus de fruits frais 1/2 heure avant les repas.
  En cure de deux mois.

65 — Mauvaise haleine

C'est déjà bien de s'en rendre compte… Maintenant il faut en trouver la cause. Un manque d'hygiène dentaire est souvent à l'origine du problème, mais des troubles ORL (nez, sinus…) ou digestifs sont tout à fait possibles.

➔ Versez 1 goutte d'essence de *menthe poivrée* dans un petit verre d'eau : voilà un bain de bouche qui rafraîchit l'haleine pour quelques heures. Renouvelez après chaque repas, et dès que le besoin s'en fait sentir.

Bons réflexes

- Insistez sur les fruits et légumes crus.
- Buvez suffisamment d'eau.
- Évitez le sucre et toutes les sucreries.
- Brossez vos dents après chaque repas.
- Ne fumez pas (il n'y a pas pire).

Consultez un dentiste pour vous assurer qu'une infection buccale ne se développe pas sournoisement.

66 — Mauvaise humeur

Parfois ça va, parfois non. Pour vous c'est pénible, mais pour votre entourage c'est encore pire. Et peut-être qu'un jour la goutte fera déborder le vase, vous laissant seul avec vos pensées à ruminer : « Ah si je m'étais un peu plus maîtrisé… »

→ Mélangez 2 gouttes de *menthe bergamote* et 2 gouttes de *verveine citronnée* dans 1 cuillère à café de miel. Absorbez 3 fois par jour pendant 5 jours, puis matin et soir jusqu'à ce que tout aille « mieux ».

Bons réflexes

- Confiez vos nerfs à fleur de peau aux oméga 3 et au magnésium marin (oubliez les comprimés ou ampoules classiques pour ce minéral). Une cure de suppléments alimentaires vous fera le plus grand bien.
- Demandez-vous sérieusement quel est le problème. Et essayez de le résoudre.
- Méfiez-vous parce que vos proches risquent de se lasser. Donc si vous ne parvenez pas à stabiliser votre humeur seul, faites-vous aider. On peut être un peu lunatique, mais il y a des limites. À vous de baliser les vôtres.

67 Nausées (femmes enceintes)

La grossesse est un événement merveilleux, qui se déroule pour le mieux dans 95 % des cas. Ce qui n'empêche pas quelques petits soucis liés aux grands bouleversements hormonaux sans lesquels vous ne pourriez pas fabriquer votre bébé ! Les nausées figurent parmi les plus répandus. Contrairement aux idées reçues, toutes les huiles essentielles ne sont pas interdites durant la grossesse, loin de là : certaines d'entre elles ne présentent strictement aucune toxicité, ni pour la maman, ni pour le bébé, et apaisent efficacement les petits maux quotidiens.

→ Versez directement sous la langue 1 goutte de ***gingembre***. Vous pouvez renouveler l'opération 4 à 5 fois par jour si nécessaire. La première prise se fera avant le lever afin d'éviter les fameuses nausées matinales qui peuvent vous assaillir dès l'orteil posé par terre.

Bons réflexes

- Stoppez toute ingestion de produits toxiques : alcool, tabac, médicaments si possible...
- Mangez correctement : des protéines et des sucres lents à chaque repas, 5 portions de fruits et légumes par jour, du poisson gras (saumon, truite de mer, hareng, anguille, maquereau...) au moins 3 fois par semaine.
- Buvez une bouteille d'eau bien minéralisée par jour (type Hépar, Contrex, Vittel, Badoit, Salvetat, Courmayeur).
- Gardez espoir : les nausées, même les plus insupportables, vont passer.
- Détendez-vous : tout est prévu par la nature !
- Évitez les grosses chaleurs (sauna...), surtout en début de grossesse.

- Bougez ! Une activité physique, d'intensité adaptée, est bénéfique à tout point de vue.

68 Névralgie

L'horreur. Cette douleur est forcément intense puisqu'elle touche les nerfs. Lorsqu'il s'agit d'une névralgie du visage, elle peut être intolérable.

→ Dans une soucoupe, mélangez 6 gouttes de *lavande vraie*, 6 gouttes de *gaulthérie*, 6 gouttes de *marjolaine* et 1 cuillère à soupe d'huile de millepertuis. Du bout des doigts, prélevez un peu de cette préparation et massez doucement la zone douloureuse. Vous pouvez aussi confectionner des compresses à l'eau fraîche, que vous trempez ensuite dans la soucoupe et appliquez sur la région concernée par la douleur. Peut-être aurez-vous besoin de renouveler 2 à 3 fois le massage.

BONS RÉFLEXES

- Restez calme, le plus immobile possible, et rappelez-vous que, quoi qu'il arrive, cette douleur va passer. Promis.
- Cherchez le froid. Par exemple, appliquez une poche de glace enveloppée dans un linge sur la zone douloureuse.

69 — Nez bouché

Désagréable comme tout, cette sensation de nez bouché peut très bien vous gâcher la vie, en dehors de tout rhume. Enfin, tenter de gâcher, parce que avec la formule suivante, vos petites narines vont vite retrouver leurs fonctions.

→ Mélangez dans un petit flacon 25 gouttes de **ravintsara**, 12 gouttes de **menthe poivrée**, 7 gouttes de **girofle**, 5 gouttes de **pin sylvestre**, 25 gouttes de **niaouli**. Versez une ou deux gouttes de ce cocktail sur un mouchoir, et respirez à fond. Recommencez en cas de besoin.

BONS RÉFLEXES

♦ Menez l'enquête. Ce n'est pas normal d'avoir le nez bouché. Peut-être êtes-vous allergique à quelque chose, dans la maison par exemple ?

70 — Opération chirurgicale (stress)

Si la perspective d'une intervention chirurgicale vous panique, ou que vous n'êtes simplement pas à l'aise avec la simple idée de subir l'anesthésie, inutile de ressasser tout ça pendant des semaines avant le jour J.

→ Appliquez 1 ou 2 gouttes de *camomille* et/ou de *marjolaine* pures, en onction sur la nuque, le cou, la carotide 2 à 3 fois par jour les quelques jours qui précèdent l'intervention.

BONS RÉFLEXES

- Tout va bien se passer, vous le savez, donc on ne va pas le répéter.
- Imaginez comme ça sera bien « après » plutôt que de penser à toutes les catastrophes possibles et imaginables !

71 Otite

L'inflammation de l'oreille, c'est très désagréable, mais généralement plus douloureux que grave.

→ Mélangez 2 gouttes de *niaouli*, 1 goutte de *thym à thujanol*, 1 goutte de *citron* et 1 goutte de *tea tree*. Diluez 1 goutte du mélange dans un peu d'eau tiède et instillez dans l'oreille (au moyen d'une poire ou sur un coton). Cela calmera l'inflammation. Renouvelez 2 à 3 fois par jour pendant 24 heures, puis en cas de besoin 2 à 3 jours.

Et

→ **Réservé à l'adulte.** Versez 2 gouttes d'*origan compact* dans une cuillère à café de miel, avalez 3 fois par jour, pendant 3 à 5 jours.

> ### BONS RÉFLEXES
>
> ♦ Soyez prudent. Si vous n'êtes pas sûr de vous, mieux vaut consulter. Et c'est naturellement d'office s'il s'agit d'un tout petit enfant ou d'une personne fragile (diabétique, par exemple).
> ♦ Restez calme. L'intensité de la douleur n'a pas de rapport avec la gravité de l'affection. Les complications de l'otite sont rares.
> ♦ Traitez systématiquement tout problème ORL : laryngite par exemple. C'est un bon moyen d'éviter les otites.
> ♦ Renforcez le terrain en cas d'otites répétitives.

72 Panaris

Une inflammation au niveau de l'ongle, à la base, le panaris n'est pas grave, « seulement » très douloureux. Cependant, si malgré nos conseils, la douleur ne cède pas rapidement, il est préférable de consulter.

→ Mélangez 1 goutte de *niaouli*, 1 goutte de *laurier noble* à 10 gouttes d'alcool à 60°. Tant que le panaris n'est pas mûr, procédez à 5 applications locales par jour sur des compresses humides et chaudes. Lorsqu'il est prêt à se vider (ou qu'il s'est vidé), déposez 5 fois par jour quelques gouttes du mélange directement sur la zone, jusqu'à ce que toute douleur soit oubliée et que la zone soit cicatrisée.

> **BONS RÉFLEXES**
>
> ♦ Coupez vos ongles « au carré », pas trop courts, pas trop ronds.
> ♦ Ne vous rongez pas les ongles.
> ♦ Ne repoussez pas de façon maniaque les petites peaux, et surtout ne les arrachez pas.
> ♦ Lavez-vous souvent les mains.

73 Pied d'athlète (mycose)

Il est particulièrement difficile de se débarrasser d'une mycose bien installée, alors que combattue à ses débuts elle capitule rapidement. À bien des égards, les huiles essentielles sont de loin les plus efficaces pour traiter ce type de trouble. Elles seules renforcent les « barrières » des muqueuses et de la peau, afin d'éviter que la galère ne recommence. Or, toutes les victimes de mycoses savent que le problème, c'est la récidive…

→ Mélangez 2 gouttes de *palmarosa*, 2 gouttes de *lavande aspic*, 2 gouttes de *géranium rosat* et 1 cuillère à café d'huile végétale de macadamia. Appliquez localement quelques gouttes de ce mélange, matin et soir, durant 3 semaines – même si la mycose a disparu avant la fin du traitement.

Bons réflexes

- Lavez vos pieds au moins 2 fois par jour (plus encore en été) dans de l'eau pas trop chaude : 37°C maxi. Séchez soigneusement ensuite.
- Soyez seul à utiliser vos chaussettes, vos chaussures, votre serviette de bain. Les mycoses sont hypercontagieuses.
- Au bord de la piscine et dans les vestiaires sportifs, marchez avec des claquettes.

74 Pipi au lit (enfants)

Il fait pipi au lit ? Comme 400 000 enfants (5 à 10 ans), 100 000 ados (10 à 20 ans) et 4 000 adultes de plus de 18 ans qui ne gèrent toujours pas leur vessie la nuit ! Tout ça pour dire qu'il n'est pas le seul…

→ Mélangez 10 gouttes de *cyprès* à 30 gouttes d'huile végétale de noisette, et appliquez sur le plexus solaire, la voûte plantaire, la face interne des poignets et le long de la colonne vertébrale jusqu'à obtention du résultat.

Bons réflexes

- Patience : ça va s'améliorer avec l'âge.
- Pas de réprimande ! Cela ne sert à rien, sauf à rendre votre enfant plus malheureux.

- Ne le faites pas moins boire, mais décalez sa consommation avant 18 heures. Après ce seuil, réduisez un peu les quantités.
- Supprimez les boissons sucrées (soda, jus de fruits) et/ou riches en calcium (lait), qui augmentent l'envie de boire et de faire pipi.
- Lorsque l'origine du problème est à l'évidence psy (arrivée d'un petit frère, par exemple), prenez éventuellement rendez-vous avec un psychothérapeute. Les signes caractéristiques : le trouble apparaît après au moins 6 mois de propreté, et n'a pas lieu toutes les nuits.
- Évitez les grandes manœuvres nocturnes. Organisez-vous : sur le lit, installez une alèse, puis un drap, puis une alèse, puis un drap. Dans la nuit, retirez simplement la première « strate », et retournez vous coucher !

75 Piqûre d'insecte

Lequel ? On parie sur le moustique. Mais dans la bataille, vous n'avez peut-être pas bien vu… Vite ! Allez chercher votre petit flacon magique avant de commencer à vous gratter. Apaisement immédiat garanti.

→ Dans un petit flacon, mélangez 10 gouttes de **géranium rosat** et 10 gouttes de **lavande vraie**. Appliquez 2 gouttes de ce mélange directement sur la piqûre.

→ S'il s'agit d'une guêpe, appliquez 2 gouttes de **_lavande aspic_**.

Dans les deux cas, renouvelez l'opération toutes les demi-heures, 4 à 5 fois de suite.

Pour la suite…
→ Évitez de vous rendre irrésistible aux yeux des insectes. Vaporisez quelques gouttes de **_citronnelle_** sur les zones non couvertes et éventuellement autour de vous (table, chaise, vêtements). Renouvelez toutes les heures.

Bons réflexes

- Couvrez votre corps au maximum (pieds et chevilles compris) de vêtements clairs.
- Douchez-vous, plusieurs fois par jour si besoin : les moustiques sont attirés par les odeurs fortes, surtout celles de la sueur… mais aussi celles du parfum ou du gel-douche ! Sortez donc couvert ET discret…
- N'allumez pas si la fenêtre est ouverte.
- Restez calme en présence d'insectes volants (surtout de la famille des guêpes). Pas de gestes hystériques. Et taisez-vous (= fermez la bouche) !

76 Piqûre de méduse

C'est en effet leur grande spécialité, bien qu'elles ne le fassent nullement exprès (pas comme les insectes). Pas une seconde à perdre.

→ Tapotez immédiatement la zone qui « brûle » avec quelques gouttes de *lavande aspic*. L'efficacité est spectaculaire mais renouvelez l'application toutes les 10 minutes jusqu'à ce que la « brûlure » s'estompe. Puis 3 fois par jour jusqu'à ce que vous ne ressentiez plus rien.

BONS RÉFLEXES

- Rincez d'abord rapidement à l'eau de mer (pas d'eau douce surtout !) avant de traiter à la *lavande*. Mais ne tardez pas.
- Cette essence est utile dans tous les cas d'agression, de piqûre, de morsure, de coupure… Pensez-y si vous rencontrez des coraux ou des créatures venimeuses de tout poil (et de toute écaille).
- Consultez si les symptômes empirent ou s'accompagnent de signes inquiétants (fièvre, etc.).

77 Poussée dentaire douloureuse (enfant)

Pauvre petit bout. Vous ne vous en souvenez sûrement pas, mais ça fait vraiment mal, ces dents qui poussent…

→ Mélangez 30 gouttes de *camomille*, 2 gouttes de *girofle*, et 50 ml d'huile de millepertuis. Appliquez avec le doigt, directement sur la gencive douloureuse. Vous pouvez aussi masser l'extérieur de la joue au niveau du bourgeon dentaire douloureux, 3 à 4 fois par jour pendant 8 à 10 jours si nécessaire.

BONS RÉFLEXES

- Donnez à sucer 2 ou 3 granules de *Chamomilla* 9 CH, surtout au coucher, ou diluez-les dans un peu d'eau.
- N'approchez pas vos doigts couverts d'huiles essentielles des yeux.

78 Prostate (hypertrophie bénigne)

Votre prostate gouverne votre vie quotidienne, vous forçant à de fréquents passages aux toilettes et vous réveillant la nuit pour des séances du même genre ?

→ Mettez 2 gouttes de *cyprès*, 2 gouttes de *lédon du Groenland* et 2 gouttes de *lentisque pistachier* dans une cuillère à café de miel. Absorbez 2 fois par jour, par cures de 20 jours espacées de 10 jours « sans ».

Bons réflexes

- Pratiquez une activité physique.
- Mangez plusieurs fois par semaine voire tous les jours :
    - de la tomate cuite ;
    - du poisson gras (saumon, hareng, maquereau, anguille) ;
    - de l'huile de colza, de noix, de pépins de courge.
- Limitez :
    - la viande (une viande rouge par semaine) ;
    - les sauces ;
    - les produits laitiers (fromage compris) ;
    - l'alcool. Un verre ou deux de vin rouge par jour maximum.
- Associez à cette cure d'huiles essentielles un complément alimentaire (à prendre pendant constamment) incluant du pygeum africanum, du saw palmetto, du lycopène et des pépins de courge, par cures de 2 mois espacées de 2 mois.

79 Psoriasis

Cette maladie de peau fréquente se manifeste par l'éruption de plaques plus ou moins étendues et gênantes selon leur lieu de siège. Il faut la traiter à grand renfort d'huiles essentielles, de patience, de calme et de douceur.

→ Préparez un flacon qui vous servira pour le bain ou les massages. Mélangez 3 huiles végétales : 2 cuillères à soupe de macadamia, 1 cuillère à café d'onagre ou de bourrache. Versez-y 15 gouttes de *lavande aspic* et 10 gouttes de *niaouli*. Appliquez directement sur les plaques (3 fois par jour) ou versez 1 cuillère à soupe du mélange (1 fois par jour) dans un bain de pieds, de mains ou général selon votre cas. Renouvelez jusqu'à ce que la crise diminue.

Bons réflexes

- Vous avez besoin de rééquilibrer vos apports en acides gras, notamment en oméga 3 et oméga 6 (pas n'importe lesquels). C'est INDISPENSABLE. Demandez conseil à votre pharmacien. En attendant, et entre les poussées, mangez plus de poissons gras (saumon, maquereau, sardine, hareng…).
- Pensez aux cures thermales, elles sont utiles (surtout chez les enfants).
- Supprimez les produits laitiers.

80 Règles perturbées (douloureuses, irrégulières…)

Les règles résultent d'un délicat mécanisme hormonal, qu'un rien peut perturber. Le stress, l'alimentation, les conditions climatiques, tout peut les influencer, en bien ou en mal. Reste à recadrer l'équilibre des capricieuses hormones féminines, afin de lutter contre la douleur, l'irrégularité voire l'absence soudaine de règles.

→ Prenez 2 gouttes de *sauge sclarée* dans une cuillère à café de miel et absorbez 2 à 3 fois par jour la veille et le jour des règles.
→ Si vos douleurs sont très violentes le premier jour des règles, avalez 1 goutte d'*estragon* ou 1 goutte de *basilic,* toujours dans du miel, 2 ou 3 fois dans la journée.

BONS RÉFLEXES

- Mangez suffisamment : régimes drastiques = règles perturbées.
- Buvez de l'eau minérale riche en magnésium, type Hépar, Contrex, Courmayeur, Salvetat.
- Contre le syndrome prémenstruel (douleurs et mal-être avant l'arrivée des règles), envisagez une cure d'huile d'onagre à doses importantes pendant 3 cycles : 6 capsules par jour.
- Appliquez une source de chaleur sur votre ventre et dans le bas du dos (bouillotte par exemple). Fuyez le froid.

81 — Rétention d'eau

Telle mère, telle fille… cet adage colle parfaitement à la rétention d'eau. Mais vous pouvez quand même être le seul individu de la famille concerné !

➔ Versez 10 gouttes de *lentisque pistachier* dans une cuillère à café d'huile végétale d'arnica et massez les zones concernées matin et soir (jambes, bras). Ce geste favorise l'élimination de l'eau emprisonnée dans les tissus, redonne un aspect lisse et ferme à la peau. Vous pouvez aussi demander à votre kiné d'employer ce mélange lors d'un drainage lymphatique (massage très léger pour relancer la lymphe). En cure de 20 jours la première fois, puis par cures de 10 jours chaque fois que nécessaire, par exemple avant l'arrivée des règles.

Bons réflexes

- Buvez suffisamment d'eau, mais inutile de dépasser le litre par jour.
- Mangez le moins possible de sel et d'aliments salés.
- Si vous prenez la pilule, elle est peut-être trop dosée en œstrogènes. Parlez-en à votre médecin.
- Remuez-vous, surtout dans l'eau (natation, aquagym, thalasso, balnéo…).

82 Rhume

Hiver gris, nez qui coule, froid, pluie… Prenez les devants pour que ce trouble bénin ne se transforme pas en sinusite ou autre bronchite.

→ Au choix ou en mélange, respirez régulièrement des gouttes d'*eucalyptus radié* et/ou de *pin sylvestre*, soit en les déposant sur un mouchoir, soit en versant les essences dans un bol d'eau très chaude. Approchez alors votre visage et inhalez profondément le mélange. Au besoin, couvrez votre tête pour vous « enfermer » avec votre bol. Renouvelez 4 à 6 fois par jour pendant 24 à 48 heures.

Et

→ Faites préparer par votre pharmacien, dans un flacon à compte-gouttes nasal, le mélange suivant : 30 gouttes d'*eucalyptus radié*, 30 gouttes de *lavande vraie*, 30 gouttes de *niaouli* à 10 ml d'huile végétale d'amande douce. Instillez une goutte de ce mélange dans chaque narine 3 fois par jour pendant 3 jours.

BONS RÉFLEXES

● Frappez fort et vite. Entamez direct une supplémentation de vitamine C (plusieurs grammes par jour).
● Couvrez bien tout ce qui dépasse, surtout la gorge.

- Procédez TOUJOURS à une séance d'hygiène nasale avant de respirer vos essences, à l'aide d'un produit adapté, en pharmacie (type eau de mer à pulvériser dans le nez). Au moins matin et soir, même hors contexte de rhume. Ce simple nettoyage prévient 80 % des troubles ORL.
- 90 % des refroidissements cèdent devant cette artillerie : vitamine C + nettoyage nasal + huiles essentielles.
- Si vous procédez à une inhalation chaude et humide (au-dessus d'un bol d'eau chaude), ne sortez pas, ne vous exposez pas à la pollution (tabac, etc.) pendant plusieurs heures.

83 Rhume des foins

Comme tous les ans, vous maudissez votre nez qui coule, vos yeux qui démangent, vos éternuements en salve, etc.

→ Absorbez 3 fois par jour 1 cuillère à café de miel dans laquelle vous aurez versé 1 goutte d'*estragon* et 1 goutte de ***lavande vraie***.
→ Vous pouvez aussi masser les ailes du nez et les tempes du bout des doigts avec 1 goutte d'*estragon* et 1 goutte de ***lavande vraie***, durant toute la période critique.

Bons réflexes

- Aérez bien la maison le matin, pas le soir (les pollens se déchaînent).
- Évitez les balades au printemps en plein champ, ne tondez pas la pelouse ! Mais il y a autant de pollens en ville, il faut bien l'avouer…
- Fumée de tabac, pollution de l'air, émanations de peintures et de laques… tous les toxiques sont aggravants.
- Protégez vos muqueuses nasales en appliquant un « film » naturel comme de la pommade Homéoplasmine® : un grain de blé dans les narines avant de sortir.
- Traitez correctement chaque trouble ORL, en hiver notamment.
- Soulagez vos paupières avec de l'eau fraîche.
- Limitez voire supprimez temporairement la consommation de produits laitiers.

84 Saignement de nez

C'est bénin si c'est ponctuel. En cas de fortes chaleurs ou de gros stress par exemple, ce n'est probablement pas méchant. Si c'est régulier, il y a un problème, de fragilité capillaire par exemple, ou d'hypertension (à surveiller). En tout cas, le saignement de nez est très rarement grave ! Mais il faut stopper l'hémorragie.

→ Déposez 2 gouttes de *ciste* sur un coton, et enfoncez doucement dans la narine. Ne le laissez pas en place trop longtemps : en l'ôtant, vous risqueriez d'arracher les croûtes de cicatrisation et de refaire saigner. Mieux vaut renouveler l'opération plusieurs fois, à quelques minutes d'intervalle. Mais le ciste est si puissant qu'une seule application devrait suffire.

Bons réflexes

- Détendez-vous. Penchez légèrement la tête en avant : mieux vaut que le sang s'écoule au-dehors que dans la gorge.
- Une cure de vitamine C vous ferait du bien : fruits et légumes + comprimés de vitamine C naturelle, avec flavonoïdes ; à volonté pendant quelques jours.
- Humidifiez les atmosphères surchauffées, surtout en hiver : le chauffage assèche l'air, donc les muqueuses. Un simple saladier rempli d'eau dans chaque pièce peut suffire.

85 Sinusite

Sinusite, rhinite, otite, laryngite, pharyngite, bronchite… notre talent pour trouver les rimes est dicté par les aléas de la saison. Si toutes ces affections typiquement hivernales se terminent en « ite », c'est parce qu'il y a une inflammation de l'organe touché (sinus, nez, oreille, larynx, pharynx, bronches…) et qui dit « inflammation » dit « huiles essentielles ».

Si vous n'aviez qu'une huile…
→ Déposez 2 gouttes de *niaouli* dans une (minuscule) cuillère de miel ou d'huile d'olive. Absorbez 6 cuillerées par jour pendant 3 jours, puis 4 par jour pendant 3 jours.

Plus complet
→ Procurez-vous les munitions permettant de préparer un cocktail « antibiotique » remarquable. Mélangez 1 goutte de *niaouli*, 1 goutte d'*origan*, 1 goutte de *thym à thujanol* à une cuillère à café de miel ou déposez-les sur un comprimé neutre (en pharmacie). Absorbez matin, midi et soir lors des repas, pendant 3 jours (5 jours si les bronches sont touchées).

Et
→ Instillez 1 goutte de *citron* dans chaque narine 3 fois par jour.

Et
→ Nettoyez plusieurs fois par jour vos fosses nasales grâce à un produit d'hygiène adapté, à base d'eau de mer. PUIS procédez à l'inhalation sèche suivante : 2 gouttes d'*eucalyptus radié* sur un Kleenex. Respirez à pleins sinus.

BONS RÉFLEXES

◆ Reportez-vous aux Bons réflexes « rhume » (p. 112), car la sinusite est souvent consécutive à un refroidissement. Anticipez.

- Évitez les antibiotiques. En prenant vos huiles essentielles correctement et dès les premiers signes, vous n'aurez pas besoin d'autres médicaments. Cependant attention, soyez prudent : si les symptômes ne régressent pas rapidement, consultez.
- Surélevez votre tête pour dormir si cela vous soulage ; la position allongée aggrave souvent les douleurs.
- Évitez de trop vous moucher, surtout si ça vous fait très mal. C'est inutile.
- Faites vérifier l'état de vos dents et soignez-les immédiatement le cas échéant.

86 Spasmophilie

Vous vous sentez parfois mal, voire très mal ; vos paupières « sautent », vous avez l'impression d'étouffer ou que vos côtes « se resserrent », vos mâchoires sont raides, vous éprouvez des difficultés à respirer, et souffrez de douleurs musculaires ou au ventre… Si la spasmophilie est surnommée « la maladie aux mille visages », ce n'est pas pour rien !

→ Versez 2 gouttes d'*estragon* dans une cuillère de miel à chaque repas (donc 3 fois par jour) pendant 20 jours. Arrêtez 10 jours et renouvelez.

> **BONS RÉFLEXES**
>
> - Mangez plus de légumes secs, céréales complètes (dont pain), fruits et légumes, sardines en boîte (avec arêtes, à l'huile d'olive), amandes, choux, fruits secs, chocolat.
> - Buvez de l'eau minérale riche en magnésium et en calcium (Hépar, Contrex…).
> - Adoptez une hygiène de vie rigoureuse. Tout écart peut déclencher une crise : décalage des heures de repas, fatigue, tension à table, alimentation pauvre en vitamines et minéraux, stress, nuit blanche…
> - Limitez la consommation de produits laitiers.
> - Pratiquez un sport ou, au moins, une activité physique relaxante.
> - Prenez en complément alimentaire un bon magnésium marin au long cours, voire toute l'année.

87 Stress

Un peu de stress et de piment dans la vie, oui. Une déferlante de problèmes générateurs d'une tension permanente, non. Parfois, même lorsque les soucis ont disparu, on reste stressé par habitude. Certains d'entre nous sont très doués pour ça. Attention car à terme, le stress peut être impliqué dans des maladies, de bénignes à très graves : insomnies, ulcères, problèmes gynéco, cancers….

→ Mélangez 2 gouttes de *camomille* et 2 gouttes de *lédon du Groenland* dans une cuillère à café de miel, le soir à la fin du dîner. Laissez fondre en bouche CALMEMENT.
→ Massez votre plexus solaire avec 2 gouttes de *marjolaine* 2 ou 3 fois par jour.

Poursuivez pendant toute la période de grand stress difficile à gérer.

BONS RÉFLEXES

- Faites le tri. Il existe des stress contre lesquels on ne peut rien, et tous les autres. Évacuez ceux que vous subissez sans raison, c'est souvent une question d'organisation et/ou de courage (aller s'expliquer avec un supérieur ou un voisin, organiser autrement son réveil pour ne pas courir partout dès l'orteil posé par terre, etc.).
- Parlez. Exprimez-vous, mais calmement. Vos proches ne peuvent pas tout deviner.
- Rétablissez d'urgence les grandes lignes d'une hygiène de vie adaptée : repos, alimentation correcte, balades en plein air, activités sportives et/ou artistiques, sorties entre amis.
- Relaxation et sport aident le corps à traverser cette période ; il en a autant besoin que l'esprit.

88 Surpoids

Vous avez raison de ne pas prendre votre silhouette à la légère ! Au-delà de l'aspect esthétique, les conséquences médicales du surpoids sont hélas bien connues : le diabète guette, ainsi que les maladies cardio-vasculaires, certains cancers, la cataracte, sans compter tous les troubles hormonaux, locomoteurs et psychiques liés à ces kilos de plomb. Les huiles essentielles vous aideront sans aucun doute dans votre démarche. Mais vous le savez bien : il est illusoire d'imaginer maigrir sans changer ses habitudes alimentaires et sans pratiquer un sport, deux facteurs à votre portée.

➜ Mélangez 1 goutte de *citron*, 1 goutte de *genévrier*, 1 goutte de *sauge* et 1 goutte de *cyprès* et versez-en 1 du mélange obtenu dans une tasse d'infusion de romarin ou de menthe. Buvez 3 fois par jour en cures de 3 semaines.

Bons réflexes

- Ne suivez surtout pas de régime « loufoque ». Mieux vaut encore ne rien changer que de passer d'un « n'importe quoi » à l'autre.
- 5 fruits et légumes frais par jour, c'est le minimum.
- Ne mangez pas « moins » mais « mieux ».
- Fuyez les « mauvais sucres » (bonbons, glaces, desserts lactés, confiture, etc.), céréales raffinées, riz blanc.

- Mangez des aliments rassasiants et pleins de vitamines et minéraux afin d'éviter les fringales. Le top ten de ceux qui tiennent leurs promesses de satiété : pomme de terre, poisson, avoine, oranges, pommes, steak, haricots blancs, raisin, produits à base de céréales complètes (pain, pâtes), œufs.
- Méfiez-vous des graisses « cachées » (fromages, quiches, salades du traiteur, produits laitiers…).
- Faites pratiquer un bilan hormonal si vous avez autour de 50 ans.
- Pratiquez un sport, c'est INDISPENSABLE à tout point de vue, notamment pour ne pas reprendre les kilos perdus.

89. Syndrome de Raynaud (mains et pieds froids)

Si les extrémités de vos doigts (orteils compris) sont désespérément froides en hiver, que votre conjoint râle à cause de la température de vos pieds dans le lit, que dès que vous passez dans les rayons surgelés des supermarchés vous êtes « assaillie » par une crise, vous êtes victime du syndrome de Raynaud. Les traitements habituellement proposés sont peu voire pas efficaces. Les huiles essentielles, si.

→ Massez doucement les zones concernées à l'aide de quelques gouttes d'***hélichryse***diluées

dans 1 cuillère à soupe d'huile d'arnica.
➔ Avalez 2 gouttes de ***lentisque pistachier*** sur un sucre, 2 fois par jour.

Par cures de 20 jours, à renouveler tous les mois d'hiver.

BONS RÉFLEXES

- Facilitez la circulation du sang.
- Frictionnez vos doigts et orteils sous une couverture, mais pas à proximité d'un radiateur ni d'un feu de cheminée.
- Évitez les grosses chaleurs (bains bouillants, etc.) qui aggravent les troubles.
- Choisissez des vêtements et des accessoires confortables : pas de ceintures ou de chaussettes ultraserrées ni de sacs qui « scient » les doigts.
- Protégez-vous du froid : gants en hiver, ou pour faire le ménage, pas de station prolongée devant les « surgelés » du supermarché, etc.

90 Syndrome du canal carpien (douleur entre la main et le poignet)

La douleur est due à la compression d'un nerf situé entre la main et le poignet. C'est à peu près tout ce que l'on sait de ce trouble… si ce n'est qu'il affecte plutôt les femmes, les personnes atteintes d'arthrite et celles qui font de petits mouvements répétitifs, comme de taper sur l'ordinateur.

→ Mélangez 4 gouttes de ***gaulthérie couchée*** à 3 gouttes d'huiles végétales d'arnica et 1 de millepertuis. Massez la trajectoire entre le pouce et l'avant-bras, en passant par le poignet, bien sûr. Renouvelez l'opération autant de fois que nécessaire (au minimum 5 applications par jour) jusqu'à cessation de l'inflammation.

BONS RÉFLEXES

- Étirez le poignet, les doigts, les bras. L'indispensable : tendez la paume devant vous, dessinez des cercles larges et lents avec vos poignets. Écartez bien les doigts puis fermez-les en poing, et écartez-les de nouveau.
- Offrez à vos bras, à vos mains, à votre corps tout entier les pauses qu'ils méritent en cas de travail répétitif. Étirez-vous totalement si possible : les poignets ne sont pas déconnectés du corps. Le dos, les épaules, la nuque… tout est lié !

---

91 Tendinite, talon d'Achille

Rares sont les atteintes musculaires, tendineuses ou articulaires aussi douloureuses que celle-ci. Une tendinite d'Achille, c'est l'impossibilité absolue de bouger tant que le problème n'est pas réglé.

→ Faites couler de l'eau bien fraîche sur un tissu doux ou une compresse. Essorez de façon à ce que ça ne dégouline pas. Ajoutez ensuite, sur le textile, 5 gouttes de *lavande vraie* et 5 gouttes de *gaulthérie*. Roulez le tissu en boule et « pétrissez-le » afin de bien répartir les essences. Allongez-vous et posez la cheville concernée sur un oreiller. Puis posez la « compresse » contre le talon d'Achille. Doucement ! Dès qu'elle n'est plus fraîche, recommencez l'opération, ou demandez à un proche de vous venir en aide, le tout plusieurs fois par jour. Renouvelez autant de fois que nécessaire jusqu'à ce que le tendon se décontracture.

Bons réflexes

- Comme pour toutes les tendinites, cherchez le froid.
- Soyez patient et appliqué. Vous serez récompensé. Si vous « séchez » les soins, vous n'êtes pas sorti d'affaire…
- Reposez votre tendon jusqu'à guérison totale.
- Évitez d'appliquer de la crème anti-inflammatoire.

92 Tennis-elbow

Comme toujours, dès lors qu'une inflammation fait rage, la douleur suit. Le tennis-elbow, bien connu des joueurs de tennis, est concurrencé par le « golf-elbow », et même par le « clavier-elbow » (journaliste, secrétaire…). À chaque fois, les mouvements relatifs à l'activité répétitive sont en cause. La situation n'est pas grave, mais fort invalidante.

→ Mélangez 4 gouttes de *gaulthérie* à 3 d'huile d'arnica et 1 d'huile de millepertuis. Massez le bras et l'avant-bras. N'insistez pas sur le point douloureux, c'est inutile et masochiste. Renouvelez l'opération autant de fois que nécessaire (généralement en cures de 10 à 20 jours, plus si nécessaire), au minimum 5 fois par jour.

Bons réflexes

- Ne persévérez pas dans la mauvaise voie : une fois que vous avez mal, posez temporairement votre raquette ou votre club de golf. Attendez que ça passe.
- Essayez de vous adonner à des sports complémentaires, comme la natation, par exemple.
- Offrez-vous du matériel ergonomique et adapté à votre morphologie, qu'il s'agisse de club de golf ou de clavier informatique.

93 Torticolis

Torticolis, tiraillements, tensions, le cou peut en voir de toutes les douleurs…

→ Mélangez 2 gouttes de *gaulthérie couchée*, 2 gouttes de *laurier noble*, 10 gouttes d'huile végétale de millepertuis et 30 gouttes d'huile végétale d'arnica. Massez la nuque, en passant et repassant doucement sur l'endroit contracturé. Demandez à une bonne âme de pétrir (ou d'effleurer) le haut de votre dos 4 à 6 fois par jour, pendant 2 à 3 jours. Douceur, douceur !

Bons réflexes

- Pensez « chaleur sèche » : un foulard toute la journée, voire pendant la nuit, vous fera du bien, surtout s'il est en soie. Ou une minerve souple.
- Méfiez-vous du froid et des courants d'air, grands pourvoyeurs de torticolis.
- Évitez de dormir avachi sur des monticules d'oreillers.
- Ne vous tordez pas le cou dans le même sens pendant des heures. Exemple : une pièce de théâtre devant laquelle vous êtes mal placé.

94 Toux

Il y a toux et toux. La toux grasse est « productive », utile, elle permet de se débarrasser des microbes. La toux sèche est irritante et inutile.

→ **Toux grasse** : versez 2 gouttes d'*inule* ou de *myrte* dans une cuillère à café de miel, et avalez 3 fois par jour.

➔ **Toux sèche** : versez 2 gouttes de *cyprès* et 2 gouttes d'*eucalyptus globulus* dans 1 cuillère à café de miel et avalez 3 fois par jour.

5 à 10 jours de « traitement » peuvent être nécessaires.

BONS RÉFLEXES

Toux grasse
- Traitez le trouble ORL qui correspond (bronchite souvent).
- Crachez, expectorez sans retenue.
- Ne fumez pas.
- Consultez si la toux « prend des proportions » (grosse fièvre, sifflements bizarres ou difficultés respiratoires).
- Évitez les produits laitiers de vache.

Toux sèche
- Évitez les atmosphères sèches. Le minimum : posez un saladier d'eau dans chaque pièce, surtout en hiver.
- Recherchez et traitez une allergie éventuelle.
- Ne prenez pas d'antibiotiques. Quel rapport ?
- Ne laissez pas traîner.
- Ne fumez pas.

---

95 Trac

Emportez vos flacons le jour de l'épreuve à surmonter. Les huiles essentielles agissent remarquablement sur l'humeur et les rouages intimes de notre psychologie. Certaines odeurs nous mènent même tout simplement par le bout du nez. C'est prouvé scientifiquement depuis bien longtemps !

→ Versez 1 goutte de *mandarine* et 1 goutte de *menthe poivrée* sur un sucre. Avalez juste avant l'épreuve « E ». Même chose dans les jours qui précèdent l'examen (ou autre événement), lorsque vous vous laissez submerger par le trac.
→ Posez 1 goutte de *laurier noble* sur votre poignet et massez.

Bons réflexes

- Évitez les excitants en tout genre (café, etc.) qui ne font qu'épuiser les neurones. Le jour J, vous ne pourrez plus compter sur eux, les pauvres.
- Bannissez les médicaments « antitrac », réservés aux cas vraiment très extrêmes. Faites plutôt appel à l'homéopathie (très efficace à condition de trouver le médicament exact qui vous convient, avec l'aide d'un médecin homéopathe) : *Ignatia, Gelsemium*...
- Organisez calmement votre programme de révisions ou de préparation à l'examen (ou assimilé). Pas de compulsion de travail la veille jusqu'à 3 heures du matin. Présentez-vous reposé.
- De l'air, de l'oxygène, pas d'atmosphère enfumée. C'est la base.

96 Transpiration excessive (pieds, mains)

Savoir que vous partagez ce trouble avec 12 % de la population vous apaisera sans doute moins que les mélanges d'huiles essentielles que nous vous proposons. Plus efficaces que les produits « classiques », d'odeur nettement plus agréable, elles permettent aussi d'éviter les conséquences de la transpiration (mycoses…). Donc ne restez pas sans soins !

- → Mélangez 10 gouttes de *cyprès*, 10 gouttes de *sauge* et 2 gouttes de *menthe* dans 15 ml de solution d'alcool camphré (en pharmacie). Appliquez matin et soir sur les zones concernées, après la toilette, 10 jours d'affilée pendant les périodes de stress ou de chaleur intenses.
- → Versez 30 gouttes de *cyprès*, 30 gouttes de *sauge* et 30 gouttes de *menthe* sur 30 g de talc. Tapissez-en le fond de vos chaussures avant d'y enfiler les pieds.

BONS RÉFLEXES

- ♦ Respectez une excellente hygiène corporelle, notamment des pieds, des mains et des aisselles.
- ♦ Épilez-vous. Les poils emprisonnent les bactéries et la sueur. Cocktail détonnant.
- ♦ Portez des vêtements et des chaussures qui « respirent » : fibres naturelles, cuir, etc.
- ♦ Vivez dans une habitation, une voiture, des bureaux a-é-rés.

97 Vergetures

Soyons clair : autant les vergetures se préviennent facilement, autant il est très compliqué de les faire partir. Donc, dès que vous vous savez « en route » pour ces petites stries disgracieuses, notamment en tout début de grossesse, préparez votre peau aux efforts qu'elle devra accomplir. Cela lui évitera de « craquer », au sens littéral du terme.

➔ Mélangez 5 gouttes de *mandarine*, 5 gouttes de *lemongrass*, 10 gouttes de *lavande vraie*, 1 cuillère à soupe d'huile de rose musquée, le contenu de 2 capsules de vitamine E. Versez le tout dans un flacon, que vous devrez agiter avant chaque utilisation. Appliquez de préférence le soir au coucher sur les zones susceptibles de « souffrir » : poitrine, ventre, hanches, fesses, cuisses, genoux. En cures de 20 jours, puis arrêt de 10 jours, puis reprenez 10 jours par mois (ceux qui précèdent les règles, si règles il y a).

Attention !

À la belle saison, évitez d'appliquer ce mélange le matin avant de sortir, car il est photosensibilisant. Sous l'action du soleil, il peut provoquer des troubles mineurs (taches).

> **BONS RÉFLEXES**
>
> ◆ Méfiez-vous des variations de poids (« effet yoyo »).
> ◆ Protégez votre peau dès qu'un changement corporel est à prévoir : perte ou prise de poids, grossesse, fabrication de muscle (haltérophilie)…
> ◆ Soyez ferme avec vous-même : une application par jour, c'est l'idéal. En deçà, n'espérez aucun résultat.
> ◆ Avalez de la silice organique, 1 cuillère à soupe pure le matin.

98 Verrue

Tout le monde voit à quoi ressemble cette petite excroissance de chair, genre de minuscule « cloque » dure. Ne focalisez pas, et surtout ne la tripotez pas, sinon elle risque de vous donner du fil à retordre… et d'aller s'installer à quelques centimètres de là, voire de faire des « petits ».

→ Appliquez 1 goutte de *cannelle de Ceylan* et 1 goutte de *sarriette* sur la verrue matin et soir jusqu'à disparition.

> **BONS RÉFLEXES**
>
> ♦ Vous ne seriez pas du genre stressé ou émotif par hasard ? Calmez-vous.
> ♦ Ne touchez pas vos verrues avec vos doigts, vous risquez de vous auto-infester.
> ♦ Si votre verrue ne vous gêne pas, gardez-la, et oubliez.
> ♦ Si vous en avez plusieurs, vous manquez peut-être de magnésium. Supplémentez-vous.

99 Voix cassée

Voix rauque, cassée, perdue ? Inflammation du larynx ou surmenage vocal (comédiens, chanteurs, orateurs) peuvent être en cause.

→ Mélangez 10 gouttes de *sauge*, 10 gouttes d'*eucalyptus mentholé*, 10 gouttes d'*origan*, et 100 gouttes d'huile de pépins de pamplemousse (en pharmacie). Versez 20 gouttes de ce mélange dans un demi-verre d'eau tiède et avalez 3 fois par jour pendant 3 à 5 jours.

> **BONS RÉFLEXES**
>
> ◆ Ne fumez pas, ne respirez pas la fumée des autres. Il n'y a rien de pire pour la gorge.
> ◆ Ne buvez pas d'alcool.
> ◆ Parlez le moins possible. Ça fera des vacances à vos cordes vocales ainsi qu'à votre entourage.
> ◆ Tenez-vous droit, respirez calmement et profondément.
> ◆ Buvez de l'eau, surtout dans les endroits secs (chez vous, en avion, etc.).

 Zona

Le zona se manifeste par l'apparition de plaques, à l'extrémité d'une terminaison nerveuse, n'importe où mais généralement dans la partie haute du corps : thorax, joues, nuque, cou, cuir chevelu, oreille et même œil. Vous ressentez une brûlure avant l'apparition de petites « cloques », un peu comparables à celles de l'herpès.

→ Mélangez 5 gouttes de *ravintsara* et 5 gouttes de *niaouli* à 10 gouttes d'huile végétale de millepertuis. Appliquez toutes les heures (voire plus souvent) sur la zone douloureuse jusqu'à disparition des symptômes (1 à 2 semaines voire 1 à 2 mois).

BONS RÉFLEXES

- Luttez contre la douleur, qui peut être très intense, et pour tout dire carrément insupportable. Prenez les antidouleurs prescrits ou réclamez-en à votre pharmacien.
- Faites un bilan personnel. Le zona force à se poser, et à se reposer. C'est souvent lorsque tout va mal qu'il débarque. Réglez vos problèmes car sinon il risque de revenir.
- Renforcez votre immunité.
- Pensez « froid », toujours apaisant. Linge humide et froid, glaçons enveloppés si vous voulez : tout sauf du chaud.
- Évitez de vous gratter et d'appliquer des tonnes de pommades.

LES MEILLEURES PRESTATIONS DES HUILES ESSENTIELLES

PATHOLOGIES	HUILES ESSENTIELLES	PAGE
Accouchement	Géranium Palmarosa Sauge sclarée,	25
Acné	Lavande aspic Lavande vraie Tea tree	27
Allaitement	Fenouil Menthe poivrée	28
Allergie sur la peau	Camomille	29
Angine	Niaouli Lavande vraie Origan compact Thym à thujanol	29
Aphte	Laurier noble	30
Arthrite	Eucalyptus citronné Lavandin	31
Arthrose	Genévrier	32

Asthme	Estragon Khella	33
Ballonnements	Basilic	34
Blessure	Ciste Tea tree	35
Bleu	Hélichryse	36
Bouffées de chaleur (ménopause)	Sauge sclarée	37
Bourdonnements d'oreille	Niaouli Petit grain bigaradier	39
Brûlure	Lavande aspic	39
Brûlure à l'estomac	Basilic	41
Calculs biliaires	Genévrier	41
Cauchemars	Camomille Lavande vraie Pin larichio	42
Cellulite	Cèdre Cyprès Genévrier	44
Cheville tordue (entorse)	Gaulthérie Laurier noble	45
Choc	Menthe poivrée	46
Cholestérol	Ail Oignon	47
Conjonctivite/ paupières	Bleuet, myrte, camomille, rose : **hydrolats**	48

Les meilleures prestations des huiles essentielles

Convalescence	Bergamote Géranium Pin sylvestre Ravintsara	49
Coup de soleil	Lavande vraie	50
Couperose	Citron Cyprès Hélichryse	52
Courbature	Menthe poivrée Gaulthérie	53
Crampe	Lavandin	54
Crevasse peau, sein	Lavande Lavandin	55, 56
Cystite	Origan compact	57
Démangeaisons	Géranium Tea tree	58
Démangeaisons vaginales (mycoses ou non)	Palmarosa Lavande vraie Tea tree	59
Déprime/dépression	Petit grain bigaradier Verveine citronnée	61
Diabète	Géranium	62
Diarrhée	Origan compact	64
Digestion lente	Citron Menthe poivrée	65
Eczéma	Lavande vraie	65

Enfant agité	Mandarine Marjolaine	66
Escarres	Lavande vraie	67
Fatigue	Lavande vraie Marjolaine Origan compact Petit grain bigaradier Pin sylvestre	68
Fièvre	Bois de rose	69
Foie fatigué	Thym à thujanol	70
Furoncle	Niaouli Géranium Lavandin	71
Gencives (saignements)	Ciste	72
Goutte (crise)	Gaulthérie	73
Grippe	Cannelle Citron Eucalyptus radié Ravintsara	74
Hémorroïdes	Cyprès Lentisque pistachier	75
Herpès	Niaouli	76
Hypertension	Lavande vraie Ylang-ylang	77
Hypotension	Menthe poivrée	79

Les meilleures prestations des huiles essentielles

Immunité faible	Origan compact Ravintsara	79
Impatiences dans les jambes	Cyprès Lavande vraie Marjolaine	80
Indigestion	Gingembre Menthe poivrée	81
Insomnie	Lavande vraie Mandarine Marjolaine Orange douce	83
Jambes lourdes	Cyprès, Lentisque pistachier	84
Libido (baisse de)	Gingembre Petit grain bigaradier Pin sylvestre Ylang-ylang	86
Lumbago	Gaulthérie	87
Mal à la tête	Basilic Camomille Gaulthérie Girofle Lavande Menthe	89
Mal au ventre	Basilic Estragon	88
Mal aux dents	Camomille Girofle	88

Mal des transports	Citron Menthe poivrée Gingembre	91, 92
Manque d'appétit	Gingembre	93
Mauvaise haleine	Menthe poivrée	95
Mauvaise humeur	Menthe bergamote Verveine citronnée	95
Minceur	Citron Cyprès Genévrier Sauge sclarée	120
Nausées (femme enceinte)	Gingembre	96
Névralgie	Gaulthérie Lavande vraie Marjolaine	98
Nez bouché	Niaouli Girofle Menthe poivrée Pin sylvestre Ravintsara	99
Nez (saignements)	Ciste	114
Opération chirurgicale	Camomille Marjolaine	99
Otite	Niaouli Citron Origan compact Tea tree Thym à thujanol	100

Les meilleures prestations des huiles essentielles

Panaris	Niaouli Ravintsara	101
Pied d'athlète	Tea tree Géranium rosat Lavande aspic Palmarosa	102
Pipi au lit	Cyprès	103
Piqûre d'insecte	Citronnelle Géranium Lavande aspic	104
Piqûre de méduse	Lavance aspic	106
Prostate (troubles)	Cyprès Lédon du Groenland Lentisque pistachier Lemongrass	107
Psoriasis	Niaouli Lavande aspic	108
Rétention d'eau	Lentisque pistachier	111
Rhume	Niaouli Eucalyptus radié Lavande vraie Pin sylvestre	112
Rhume des foins	Estragon Lavande vraie	113
Sinusite	Citron Eucalyptus radié Niaouli Origan compact Thym à thujanol	115

Spasmophilie	Estragon	117
Stress	Camomille Lédon du Groenland Marjolaine	118
Syndrome canal carpien	Gaulthérie	122
Syndrome de Raynaud	Héichryse Lentisque pistachier	121
Tendinite/ Tendon d'Achille	Gaulthérie Lavande vraie	123
Tennis-elbow	Gaulthérie	124
Torticolis	Gaulthérie Laurier	124
Toux	Cyprès Eucalyptus globulus Inule Myrte	126
Trac	Mandarine Menthe poivrée	127
Transpiration excessive	Cyprès Menthe poivrée Sauge sclarée	129
Troubles des règles	Basilic Estragon Sauge sclarée	109
Vergetures	Lavande vraie Lemongrass Mandarine	130

Les meilleures prestations des huiles essentielles

Verrue	Cannelle Sarriette	131
Voix cassée	Eucalyptus mentholé Origan compact Sauge sclarée	132
Zona	Niaouli Ravintsara	133

INDEX ALPHABÉTIQUE DES HUILES EMPLOYÉES

A

ail 47-48, 136
arbre à thé (tea tree) 17, 27, 35-36, 59-60, 100, 135-137, 140-141

B

basilic 9, 34, 41, 88, 90, 110, 136, 139, 142
bergamote 50, 96, 137, 140

C

camomille romaine 18, 90
cèdre 44, 136
ciste 36, 72, 115, 136, 138, 140
citron 16, 52, 65, 69, 74, 82, 92, 100, 116, 120, 137-138, 140-141
citronnelle 18, 105, 141
cyprès 44, 52, 76, 81, 85, 103, 107, 120, 127, 129, 136-142

E

estragon 18, 34, 88, 110, 113, 117, 136, 139, 141-142
eucalyptus citronné 31, 135
eucalyptus globulus 127, 142
eucalyptus mentholé 132, 143
eucalyptus radié 18, 74, 112, 116, 138, 141

F

fenouil 28, 135

G

gaulthérie 9, 18, 45-46, 53, 73, 87, 90, 98, 123-126, 136-140, 142
genévrier 32, 42, 44, 120, 135-137, 140
géranium 26, 50, 59, 63, 71-72, 102, 104, 135-138, 141
gingembre 9, 19, 48, 82, 86, 93, 94, 97, 139-140
girofle 15, 19, 89-90, 99, 107, 139-140

H

hélichryse 9, 19, 36, 52, 121, 136-137

L

laurier noble 19, 45-46, 101, 126, 128, 135-136
lavande aspic 17, 19, 27, 40, 102, 105-106, 109, 135-136, 141
lavande vraie 17, 20, 27, 50-51, 59-60, 66-67, 70, 78, 83, 90, 98, 104, 112-113, 124, 130, 135-140
lavandin 31, 54-56, 71, 135, 137-138
lédon du Groenland 107, 119, 141-142
lemongrass 130, 141-142
lentisque pistachier 20, 76, 85, 107, 111, 122, 138-139, 141-142

M

mandarine 66, 83, 128, 130, 138-139
marjolaine 20, 66, 70, 80, 83, 98, 100, 119, 138-140, 142
menthe bergamote 96, 140
menthe poivrée 20, 28, 46, 53, 65, 81-82, 90, 92, 95, 99, 128, 135-140, 142

N

niaouli 30, 39, 71, 77, 99-101, 109, 112, 116, 133, 135-136, 138, 140-141, 143

O

oignon 47, 48, 136
origan compact 21, 57, 70, 100, 135, 137-141, 143

P

palmarosa 21, 26, 60, 102, 135, 137, 141
petit grain bigaradier 39, 61, 70, 86, 136-139
pin sylvestre 50, 70, 86, 99, 112, 137-138

R

ravintsara 50, 74, 80, 99, 133

S

sauge sclarée 25-26, 37, 110, 135-136, 140, 142-143

T

thym à thujanol 21, 30, 69, 100, 116, 135, 138, 140-141

V

verveine citronnée 61, 96, 137, 140

Y

ylang-ylang 22, 78, 86, 138, 139

TABLE DES MATIÈRES

Sommaire 5

L'aromathérapie, pour qui, pour quoi, pourquoi ?..7

Que sont les huiles essentielles ?...............................7
Qu'est-ce que l'aromathérapie ?...............................8
Peut-on utiliser l'aromathérapie avec d'autres types de médecines ? 8
De quoi est composée une huile essentielle ?............8
Quelle différence y a-t-il entre les huiles essentielles et les huiles végétales ? 8
Comment utilise-t-on les huiles essentielles ? 9
Quelles sont les précautions d'emploi ?..................11
Que peut-il se passer si on se trompe ? 12
Où se procurer les meilleures huiles essentielles ? ..12
Peut-on acheter des huiles synthétiques ?...............13
Pourquoi les noms des huiles sont-ils si précis ? 14
Comment se fait-il qu'elles soient efficaces sur plusieurs problèmes différents ? 14
Quelle est leur durée de conservation ?...................15
Les huiles essentielles sont-elles antibiotiques ?......15
Peuvent-elles soigner les animaux ?........................16
Peut-on utiliser plusieurs formules en même temps ?..16

Les 20 huiles essentielles les plus utiles 17

100 réflexes aromathérapie 25

  1 Accouchement 25
  2 Acné 27
  3 Allaitement 28
  4 Allergie sur la peau 29
  5 Angine 29
  6 Aphte 30
  7 Arthrite 31
  8 Arthrose 32
  9 Asthme 33
 10 Ballonnements 34
 11 Blessure 35
 12 Bleu 36
 13 Bouffées de chaleur (ménopause) 37
 14 Bourdonnements d'oreille 39
 15 Brûlure 39
 16 Brûlures à l'estomac 41
 17 Calculs biliaires 41
 18 Cauchemars 42
 19 Cellulite 44
 20 Cheville foulée/entorse 45
 21 Choc 46
 22 Cholestérol 47
 23 Conjonctivite 48
 24 Convalescence 49
 25 Coup de soleil 50
 26 Couperose 52
 27 Courbatures 53
 28 Crampes 54
 29 Crevasses (peau) 55
 30 Crevasses (sein) 56
 31 Cystite 57
 32 Démangeaisons cutanées 58

Table des matières

33 Démangeaisons vaginales 59
34 Déprime/dépression 61
35 Diabète 62
36 Diarrhée 64
37 Digestion lente 65
38 Eczéma 65
39 Enfant agité 66
40 Escarres 67
41 Fièvre (enfant) 68
42 Foie fatigué 69
43 Fatigue 70
44 Furoncle 71
45 Gencives qui saignent 72
46 Goutte (crise) 73
47 Grippe 74
48 Hémorroïdes 75
49 Herpès buccal 76
50 Hypertension 77
51 Hypotension 79
52 Immunité faible 79
53 « Impatiences » dans les jambes 80
54 Gueule de bois 81
55 Insomnies 83
56 Jambes lourdes 84
57 Libido faible (homme) 86
58 Lumbago 87
59 Mal au ventre (c'est nerveux) 88
60 Mal aux dents 88
61 Mal à la tête, migraine 89
62 Mal des transports 91
63 Mal des transports (enfants) 92
64 Manque d'appétit (enfants) 93
65 Mauvaise haleine 95

66 Mauvaise humeur 95
67 Nausées (femmes enceintes)................................96
68 Névralgie 98
69 Nez bouché...99
70 Opération chirurgicale (stress) 99
71 Otite 100
72 Panaris..101
73 Pied d'athlète (mycose) 102
74 Pipi au lit (enfants) 103
75 Piqûre d'insecte 104
76 Piqûre de méduse..106
77 Poussée dentaire douloureuse (enfant).............106
78 Prostate (hypertrophie bénigne) 107
79 Psoriasis..108
80 Règles perturbées (douloureuses, irrégulières…)..109
81 Rétention d'eau 111
82 Rhume...112
83 Rhume des foins 113
84 Saignement de nez 114
85 Sinusite 115
86 Spasmophilie 117
87 Stress 118
88 Surpoids 120
89 Syndrome de Raynaud (mains et pieds froids) 121
90 Syndrome du canal carpien ....
    (douleur entre la main et le poignet) 122
91 Tendinite, talon d'Achille 123
92 Tennis-elbow 124
93 Torticolis 125
94 Toux 126
95 Trac 127
96 Transpiration excessive (pieds, mains)..............129
97 Vergetures 130

98 Verrue	131
99 Voix cassée	132
100 Zona	133

Les meilleures prestations des huiles essentielles 135

Index alphabétique des huiles employées 145

DU MÊME AUTEUR

Ma Bible des huiles essentielles
Guide complet d'aromathérapie

Dans ce guide unique, le plus complet et le plus pratique, découvrez :
- toutes les réponses aux questions que vous vous posez sur l'aromathérapie ;
- les 78 huiles essentielles les plus efficaces (arbre à thé, lavande, romarin, ylang-ylang...) ;
- les 28 meilleures huiles végétales ;
- des trousses « aroma » personnalisées pour les sportifs, futures mamans, seniors ;
- les voies d'administration les plus appropriées pour un maximum d'efficacité et de sécurité ;
- d'abcès à zona, 200 programmes pour traiter les maux quotidiens avec, à chaque fois, le premier réflexe à avoir et une formule plus complète, facile à réaliser ;
- et les conseils en + d'hygiène de vie et de santé du pharmacien.

Ce livre de référence, accessible à tous, va vous apprendre à utiliser le potentiel extraordinaire des huiles essentielles pour votre santé, votre beauté et votre bien-être !

Collection : GUIDES SANTÉ
Format : 19 x 23 cm
Pages : 552
ISBN : 978-2-84899-242-6
Prix : 21,90 euros

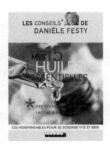

Mes 15 huiles essentielles
Les indispensables pour se soigner vite et bien

Les huiles essentielles, par leur facilité d'utilisation et leur efficacité sur de nombreux maux, représentent une façon idéale de se soigner vite et bien en famille (ou tout seul !). Danièle Festy, LA pharmacienne spécialiste en aromathérapie, propose les 15 huiles essentielles vraiment incontournables, faciles à trouver, et détaille les propriétés principales de chacune d'entre elles, avec des posologies précises pour telle ou telle maladie.

Un livre hyper pratique avec un index qui permet de repérer rapidement chaque problème et d'arriver très vite à sa solution ! Les formules et mélanges sont à pratiquer chez soi, sans aucun risque.

Collection : GUIDES SANTÉ
Format : 15 x 21 cm
Pages : 264
ISBN : 978-2-84899-097-2
Prix : 16,90 euros

100 massages aux huiles essentielles
L'aromathérapie pour se soigner

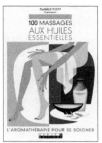

De A comme Abcès à Z comme Zona, ce livre offre 100 massages express pour se soigner efficacement avec l'aromathérapie.

L'application sur la peau est une des meilleures façons de profiter des extraordinaires propriétés des huiles essentielles. En quelques applications au bon endroit, au bon moment, avec la ou les bonnes huiles essentielles et les bons dosages, l'aromathérapie soulage vite et bien les pépins de santé de toute la famille.

Angine, brûlure, cellulite, fatigue, migraine, piqûres d'insectes, stress, torticolis... Chaque page traite d'un trouble en particulier et apporte une solution facile et douce qui convient aux adultes comme aux enfants.

Les massages préconisés dans ce guide ne requièrent pas de technique particulière. Pour se masser ou se faire masser, il suffit de suivre les illustrations claires et les formules précises.

Collection : GUIDES SANTÉ
Format : 13 x 19,3 cm
Pages : 144
ISBN : 978-2-84899-158-0
Prix : 9,90 euros

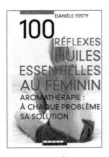

100 réflexes huiles essentielles au féminin
Aromathérapie : à chaque problème sa solution

Les questions de santé, de beauté et de bien-être des femmes trouvent des réponses rapides et simples grâce aux huiles essentielles.

Pour chaque trouble féminin, le pharmacien d'officine Danièle Festy vous indique une formule d'aromathérapie efficace et agréable à employer. Et elle donne ses précieux conseils pour mieux comprendre, prévenir et soulager les maux quotidiens.

Dans ce guide indispensable, découvrez les 100 réflexes huiles essentielles pour vous sentir bien dans votre corps et belle dans votre peau !

Collection : GUIDES SANTÉ
Format : 13 x 19,3 cm
Pages : 192
ISBN : 978-2-84899-149-8
Prix : 9,90 euros

Pour recevoir notre catalogue, merci de bien vouloir remplir ce formulaire et nous le retourner :

**Éditions Leduc.s
17 rue du Regard
75006 Paris**

Vous pouvez aussi répondre au formulaire disponible sur Internet :

www.leduc-s.com

NOM : ....
PRÉNOM : ....
ADRESSE : ....
....
CODE POSTAL : ....
VILLE : ....
PAYS : ....
ADRESSE@MAIL : ....
ÂGE : ....
PROFESSION : ....

Titre de l'ouvrage dans lequel est insérée cette page :

100 réflexes aromathérapie

Lieu d'achat : ....

Avez-vous une suggestion à nous faire ?

....
....
....

À ....   LE ....

Conformément à la loi Informatique et Libertés du 6 janvier 1978, vous disposez d'un droit d'accès et de rectification aux données personnelles vous concernant.

Retrouvez Danièle Festy sur son blog :

www.danielefesty.com

Achevé d'imprimer en Espagne par
Litografia ROSÉS S.A.
Gavà (08850)
Dépôt légal : avril 2008